DE LA

RÉSECTION SIMULTANÉE TOTALE

DES

DEUX MAXILLAIRES SUPÉRIEURS

PAR

Le Dr Maurice MOUSSARD

LYON

A. REY, IMPRIMEUR-ÉDITEUR DE L'UNIVERSITÉ

4, RUE GENTIL, 4

1900

DE LA RÉSECTION SIMULTANÉE TOTALE DES DEUX MAXILLAIRES SUPÉRIEURS

DE LA
RÉSECTION SIMULTANÉE TOTALE
DES
DEUX MAXILLAIRES SUPÉRIEURS

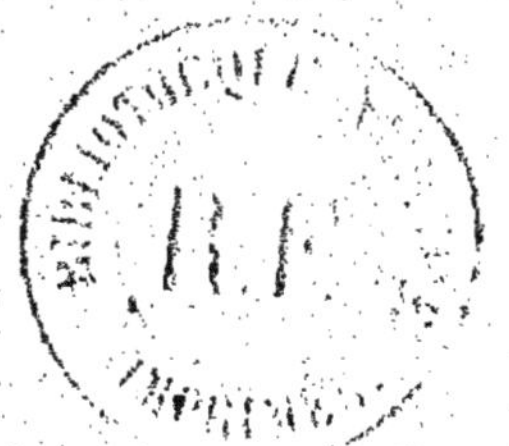

PAR

Le Dr Maurice MOUSSARD

LYON
A. REY, IMPRIMEUR-ÉDITEUR DE L'UNIVERSITÉ
4, RUE GENTIL, 4
—
1899

AVANT-PROPOS

A la veille de terminer nos études médicales, nous avons à cœur de remercier tous ceux qui, par leur bienveillance et leurs conseils, ont bien voulu nous aider dans notre vie d'étudiant.

C'est, en premier lieu, à M. le professeur agrégé Bérard que nous offrons l'expression de notre vive reconnaissance. Il a été pour nous un ami autant qu'un maître, et, en nous inspirant le sujet de notre thèse, il nous a donné une fois de plus une preuve de son intérêt pour nous. Aussi a-t-il droit à toute notre gratitude.

M. le professeur Poncet a bien voulu accepter la présidence de notre thèse ; c'est un grand honneur qu'il a bien voulu nous faire et dont nous lui sommes très reconnaissant.

M. le professeur agrégé Gangolphe, chirurgien des hôpitaux, ne nous a pas ménagé ses soins dans une circonstance douloureuse. L'élève doit beaucoup au maître, le malade doit encore plus au médecin qui l'a sauvé. Qu'il nous soit permis d'accoler au nom de cet éminent praticien celui de M. le Dr Chilloux, de Paris, qui, pendant notre séjour à l'Institut Pasteur, nous a témoigné tant d'amitié.

Pendant un temps trop court, à notre gré, nous avons eu l'honneur d'être l'interne de M. le professeur Pierret et de M. Blanc, chirurgien de l'Hôtel-Dieu de Saint-Etienne. Nous les remercions des excellentes leçons cliniques qu'ils nous ont données.

Merci à M. X. Delore, chef de clinique chirurgicale, des conseils qu'il nous a donnés au temps, lointain déjà, où nous préparions l'externat.

Merci à notre excellent ami Boudin, qui a bien voulu nous aider dans les recherches bibliographiques de notre thèse. Lui et nos amis Croze, Balvay, Bayle, Goy, Bonnard et Champy, ont été pour nous les camarades de tous les instants et, dans la vie bien seule du médecin de campagne, bien agréable et bien consolant sera pour nous leur souvenir.

Mais, ni la reconnaissance que nous devons à nos maîtres, ni les bons sentiments que nous avons pour nos amis ne nous feront oublier ce que nous devons à notre famille et en particulier à notre tante. C'est à eux que nous dédions ce modeste travail.

INTRODUCTION

Il est rare que l'on ait à pratiquer sur les deux maxillaires supérieurs une opération bien étendue. Ici, comme ailleurs du reste, c'est la nature même de l'affection qui préside à l'intervention. C'est une lésion inflammatoire, une nécrose plus ou moins étendue ; l'intervention sera pour ainsi dire atypique, vraie séquestrotomie, n'étant pas soumise aux règles fixes d'une résection. L'extirpation totale des deux maxillaires supérieurs ne trouve, en réalité, presque son indication que dans le cas de tumeur. Il faut enlever largement les os malades, et cela jusqu'à l'extrême limite du néoplasme pour éviter la récidive. Aussi prévoit-on d'avance que rares seront les observations relatées dans la science.

Par résection totale simultanée des deux maxillaires supérieurs, il faut entendre l'ablation en un temps ou en deux, mais pendant la même séance opératoire, des deux os de la mâchoire supérieure ou tout au moins de leur plus grande partie, avec la totalité ou une partie seulement des petits os adjacents.

De par définition seront laissés de côté les cas où

plusieurs interventions successives ont abouti à l'enlèvement plus ou moins complet des deux maxillaires supérieurs. Nous ne rappellerons aussi que pour mémoire seulement, les interventions n'intéressant qu'une partie des deux maxillaires, l'ablation de l'arcade dentaire supérieure par exemple.

Ce sont surtout les résultats éloignés de cette opération que nous avons en vue; aussi en ferons-nous l'étude de manière à en discuter l'utilité.

DE LA
RÉSECTION SIMULTANÉE TOTALE
DES
DEUX MAXILLAIRES SUPÉRIEURS

HISTORIQUE

Il est difficile, de même que pour la résection unilatérale du maxillaire supérieur, d'attribuer à tel ou tel auteur la paternité de cette intervention. La plupart des chirurgiens donnent la priorité à J. F. Heyfelder. Cependant, d'après Velpeau[1], ce serait Rogers de New-York qui, en 1824, aurait fait l'ablation totale des deux os jusqu'aux apophyses ptérygoïdes. Broca[2] a recherché en vain cette observation et croit qu'il s'agissait d'une nécrose, « car, dit Velpeau, Rogers eut *à peine* besoin de diviser la lèvre », ce qui aurait été impossible s'il s'était agi de cancer.

Néanmoins, on trouve aussi dans l'article de John Ashhurst[3] la priorité accordée à Rogers.

[1] Velpeau, *Médecine opératoire*, 2e éd., 1839, t. II, p. 628.

[2] Broca, Rapport sur les travaux de Heyfelder (*Soc. de chir.*, séance du 30 mars 1853).

[3] John Ashhurst, *Encyclop. internat. de chir.*, t. IV, p. 675.

En vérité, on peut dire avec König, Karl Lœbker, Després et Chalot, que la première opération complète de ce genre a été faite par J. F. Heyfelder, en 1844. Cette première observation a été publiée dans le journal de Walther et d'Ammon.

Peu avant cette époque, il est vrai, une première tentative avait été faite par Liston[1] qui avait enlevé une partie du maxillaire droit et la totalité du maxillaire gauche.

C'est en réalité depuis 1850 que l'on trouve relatées des observations de résections doubles des deux maxillaires supérieurs. Dieffenbach puis Heyfelder publient leurs résultats.

En France, ce fut Maisonneuve qui, le premier, en 1850, pratiqua cette opération. Plus tard, ce sont les cas de Langenbeck (1853-57-67), de Lane (1860), Ried (1861), Podrasky (1869), ce sont les communications à la Société de chirurgie de Maisonneuve, Morel-Lavallée, Tillaux.

Mais, parmi ces publications, on ne trouve aucun travail d'ensemble sur le sujet. Chaque chirurgien, présentant son malade ou publiant son observation, s'en est tenu à tel ou tel point spécial de manuel opératoire ou d'accidents dus à l'intervention. Même, les traités de médecine opératoire sont très brefs sur ce sujet. Ils se bornent à indiquer un ou deux tracés d'incision classique pour la résection unilatérale, et renvoient, pour l'opération elle-même, à ce qui a été dit pour l'extirpation d'un seul maxillaire supérieur.

[1] Liston cité par Ried, *die Resektionen der Knochen*, Nürnberg, 1847, p. 139.

En tout cas, peu nombreux sont les cas publiés. La résection de toute la mâchoire supérieure est une opération grave, à manuel opératoire délicat ; les indications en sont peu nombreuses. C'est surtout une intervention pour cancer assez étendu de la mâchoire, aussi comprend-on qu'un chirurgien puisse hésiter devant la gravité et l'étendue de ce moyen thérapeutique si radical, en même temps qu'il est loin d'être assuré que, par son opération, le malade sera à l'abri de la fatale récidive.

MANUEL OPÉRATOIRE

Le manuel opératoire de la résection simultanée des deux maxillaires supérieurs a un peu varié suivant les chirurgiens. Les incisions surtout ont été différentes : c'est pour éviter une cicatrice vicieuse, entraînant après elle un notable défaut d'esthétique ; c'est aussi pour éviter une complication nerveuse et respecter le facial et ne pas arracher le nerf sous-orbitaire.

Quant à la résection elle-même, à la section osseuse proprement dite, elle diffère peu de la résection d'un seul maxillaire. Mis à part les cas de résection partielle plus ou moins atypiques, dans la pluralité des observations que nous avons recueillies, l'ablation des os a été faite suivant le même principe.

D'une manière générale, on voit que tous les auteurs se sont inquiétés de n'ouvrir que le plus tard possible les cavités nasale et buccale. Le sang faisant irruption dans ces orifices peut amener l'asphyxie. Le sujet est endormi, le réflexe pharyngé n'a plus lieu ou est imparfait ; le sang, les crachats s'accumulent dans l'arrière-gorge et peuvent occasionner des troubles graves.

L'asphyxie peut s'ensuivre, et le chirurgien est alors

obligé de suspendre momentanément son opération, pour faire rappeler son patient à la vie par tous les moyens de respiration artificielle. Dans le même ordre d'idées, mais à un degré de danger moindre, se placent l'entrée du sang ou des mucosités sanglantes dans le larynx et la trachée, pouvant amener, plus tard, la complication redoutable de la pneumonie. Enfin, presque négligeable est la déglutition du contenu buccal. Les vomissements du réveil seront hématiques, mais ne présenteront, la plupart du temps, aucun danger sérieux.

C'est pour ces raisons que les chirurgiens ont, d'une part, discuté la valeur de l'anesthésie au cours d'une intervention sur les os maxillaires, mais que surtout presque tous dans leurs communications ont insisté sur cette conduite opératoire, à savoir l'ouverture tardive des cavités des fosses nasales et du pharynx.

Aussi pouvons-nous grouper les divers temps de la résection des deux maxillaires supérieurs sous deux chefs principaux : le premier groupe comprend les manœuvres externes pratiquées en dehors des cavités nasales et pharyngiennes ; le second réunira surtout les temps d'extraction des os, lorsque le nez et la bouche auront été mis en communication avec l'extérieur.

Les manœuvres externes comprennent :

1° L'incision de la peau et du tissu cellulaire sous-cutané ;

2° La dénudation des os, mettant à découvert la face antéro-externe des maxillaires. On y ajoute aussi le soulèvement du périoste du plancher de l'orbite ;

3° Les sections osseuses.

Les manœuvres intra-cavitaires seront :

1° L'ouverture des fosses nasales ; section des apophyses montantes et de la cloison ;

2° L'ouverture de la bouche, désinsertion du voile du palais et disjonction des attaches ptérygo-maxillaires ;

3° La prise des os par les daviers, leur abaissement la section des nerfs sous-orbitaires, et enfin l'arrachement des maxillaires.

MANŒUVRES EXTERNES

A. **Incisions.** — Les incisions ont beaucoup varié suivant les auteurs. Les uns, avec Gensoul et Velpeau, considérant comme négligeables l'étendue de la cicatrice et la difformité consécutives, n'avaient qu'un but : avoir le plus de jour possible. Ce sont les méthodes à larges lambeaux.

D'autres, suivant les conseils d'Heyfelder et de Liston, considéraient pour beaucoup l'esthétique opératoire et masquaient, autant que ce soin était compatible avec l'étendue des lésions, les lignes d'incision dans les plis de la face. « Ne faut-il pas au moins, dit Diday, laisser au malade stigmatisé par une cicatrice, l'espoir d'un profil sans difformité ? »

Quoi qu'il en soit, sauf légères modifications, les procédés d'incisions de la peau et des parties molles sont les mêmes que dans la résection unilatérale. Nous allons retrouver, tour à tour recommandés par les auteurs, les tracés d'incision que donnent les classiques pour l'extirpation d'un seul maxillaire supérieur.

a) *Incision postéro-latérale (de Velpeau).* — L'incision de Velpeau fut employée par J.-F. Heyfelder dans ses trois premiers cas. Le tracé de cette incision est unique ; il part de la commissure labiale pour se rendre vers le milieu de l'os malaire, entre l'angle orbitaire externe et le pavillon de l'oreille. Il décrit ainsi une courbe, convexe en bas et en dehors au-devant du canal de Sténon qui n'est pas blessé.

Mais ce procédé opératoire a des inconvénients. Tout d'abord, le décollement du périoste du plancher de l'orbite et l'abord de l'os malaire sont d'une grande difficulté, tant que l'on n'a pas ouvert les cavités buccale et nasale. Celles-ci ouvertes, et le large lambeau quadrilatère compris entre les deux incisions relevé, toutes les manœuvres deviennent faciles. On est donc, de ce fait, exposé aux hémorragies intra-cavitaires, et, en outre, on a à redouter l'entrée du sang dans les voies respiratoires.

En second lieu, bien souvent les filets du facial sont sectionnés par le bistouri. « L'unique incision de Velpeau, dit Michaux, n'a qu'un inconvénient, c'est que toutes les parties de la face situées en dedans de son trajet restent ordinairement paralysées et infiltrées ; c'est du moins ce que j'ai observé chez quelques-uns de mes opérés. » Cette même remarque avait déjà été faite par Diffenbach.

Outre la paralysie consécutive, la cicatrice reste très apparente. Aussi, dans son quatrième cas, Heyfelder abandonna-t-il ce procédé.

b) *Incision d'Ollier.* — Elle court obliquement de la face externe des os malaires jusqu'à la lèvre supérieure correspondante qui est sectionnée à 2 centimètres en dedans de la commissure. Elle n'est utilisable que dans de rares cas, lorsque la bénignité de la tumeur, ou la résection d'une nécrose permettent la méthode sous-périostée. On lui adjoint alors une double incision sous-orbitaire pour dégager et ménager les nerfs. M. Ollier lui-même n'a jamais adapté son procédé à la résection bilatérale simultanée.

D'après Kœnig, Langenbeck aurait tenté d'améliorer les résultats fonctionnels de la résection en conservant le périoste et la membrane muco-périostale, « cependant, lorsque la résection est pratiquée dans le but d'extirper une tumeur, ce serait commettre une faute que de respecter un périoste suspect. La méthode sous-périostée de Langenbeck ne saurait donc être souvent employée dans les cas où l'indication opératoire est tirée de la présence d'un néoplasme. » (Kœnig.)

c) *Incision antéro-latérale (de Blandin).* — C'est l'incision recommandée par O. Heyfelder, Karl Lobker, Farabeuf. C'est une incision anguleuse qui, dans sa partie horizontale, longe le bord inférieur de l'orbite et, dans sa partie descendante, vient raser l'aile du nez et couper verticalement la lèvre supérieure, après avoir suivi le sillon naso-génien. La dénudation des os est facile, mais il faut disséquer et relever séparément un lambeau médian, aux dépens de la rapidité opératoire. Plus tard, ce lambeau se rabat bien au-dessous de l'orifice buccal, mais ne risque-t-il pas de se sphacéler, privé qu'il est de ses plus importants vaisseaux ? (Bérard et Delore.)

On peut, avec O. Heyfelder, combiner l'incision postéro-latérale de Velpeau, d'un côté, avec l'incision antéro-latérale de Blandin du côté opposé. Mais cette manière de voir ne peut avoir son application que dans quelques indications restreintes, justifiées par certains détails anatomiques.

d) *Incision médiane (de Dieffenbach).* — Ce tracé, qui porte aussi le nom d'incision de Maisonneuve, part de la glabelle et suit sur toute sa longueur le dos du nez jusqu'au milieu de la lèvre supérieure. Elle est complétée par une incision horizontale qui s'étend jusqu'à l'angle interne de l'œil. L'incision médiane, verticale, commence à la racine du nez, en passant par le milieu de cet organe; en bas, elle se dévie un peu à droite ou à gauche, de façon à ménager la sous-cloison et respecter la narine. Puis, on divise la lèvre supérieure en son milieu.

La deuxième incision, transversale, très courte, perpendiculaire à l'extrémité supérieure de la première, réunit les deux angles internes des yeux, pour former un T.

On peut même, si besoin en est, prolonger l'incision transversale jusqu'aux os malaires.

Par ce procédé, on détache deux lambeaux, de chaque côté, que l'on peut rabattre sur la tempe correspondante, de façon que toute la face soit mise à nu. L'arcade orbitaire est aussi largement découverte par cette incision, passant au ras de la conjonction palpébrale, ou plutôt, pour sauvegarder l'œil, au niveau des attaches de la paupière inférieure.

Le procédé de Dieffenbach est un de ceux qui ont

été le plus employés. Maisonneuve surtout s'en est fait le défenseur et, avec lui, on peut citer Heath[1], Chauvel[2], Albert[3], Karl Lobker[4]. Par ce moyen « on a un jour considérable, les nerfs et les vaisseaux sont respectés et la cicatrice n'est pas trop laide. Il remplit donc toutes les indications des incisions de choix. » (Bérard et Delore.)

Mais, à côté de ces défenseurs de Dieffenbach, d'autres auteurs ont fait des objections. « J'ai beaucoup de peine à croire, écrit Diday[5], qu'un pareil procédé s'acclimate chez nous, car, outre ses difficultés et la possibilité d'arriver au même résultat par une voie plus simple, ne faut-il pas au moins laisser au malade stigmatisé par une cicatrice l'espoir d'un profil sans difformité? » Heath[6] conclut de ce procédé : « Cela paraît être une complication inutile, puisque la division des lèvres et la libre dissociation des narines procureraient assez d'espace pour l'enlèvement de la mâchoire en deux moitiés. » Enfin Cartier[7] : « Par ce procédé on n'obtient pas toujours la réunion de la plaie à l'angle interne de l'œil, surtout quand la peau est amincie; une ouverture fistuleuse à ce niveau en est souvent la conséquence. Sur un de ses malades (résec-

[1] Heath, *Encyclopédie intern. de chir.*, t. V. p. 553.

[2] Chauvel, *Précis d'opér. de chir.*, 2e éd., 1883, p. 433.

[3] Albert, *Traité de chir. clinique et de méd. op.*, trad. Broca, t. I, p. 375.

[4] Karl Löbker, *Méd. op.*, trad. Hanquet, p. 233.

[5] Diday, *Maladies des os de la face, et des opér. qu'elles peuvent nécessiter* (th. agrég., 1839).

[6] Heath, *Maladies des mâchoires*, p. 301.

[7] Cartier, *Résections du maxill. supér.* (th. Lyon 1879, p. 21).

tion unilatérale), Dieffenbach eut un ectropion persistant. »

e) *Incision médiane de Fergusson.* — Ce procédé, imaginé par Fergusson pour la résection totale d'un seul maxillaire supérieur, a été employé une fois par Servais[1] et est recommandé par Heath[2]. Le tracé divise simplement la lèvre supérieure sur la ligne médiane, et s'étend jusqu'à la narine. En disséquant les tissus du nez et en profitant de l'extensibilité des téguments de la narine, on arrive à trouver l'espace nécessaire à l'enlèvement des tumeurs de volume modéré ; et pour les masses plus considérables, le chirurgien a la ressource de prolonger l'incision autour de l'aile et sur les côtés du nez, et même de contourner la partie inférieure de l'orbite jusqu'à l'os malaire.

Les avantages sont de diviser l'artère et le nerf facial en des points où leur volume est insignifiant, ce qui a pour conséquences de réduire beaucoup la perte de sang et la difformité consécutive et enfin de laisser des cicatrices dans une position où elles sont à peine visibles (Heath).

Ce procédé opératoire est peu employé, et nous pouvons dire avec Cartier qu'en outre de sa grande difficulté, il ne trouve en réalité que des applications restreintes.

f) *Procédé de J.-F. Heyfelder.* — Si l'un de ces procédés ne suffisait pas pour découvrir les maxillaires gonflés et déformés, on pourrait employer le procédé

[1] Servais, Deux Cas de résection double du maxill. supér. (*Semaine méd.*, 1887, p. 64).

[2] Heath, *Maladies des mâchoires*, p. 297.

suivant proposé par J.-F. Heyfelder[1]. Un premier coup de bistouri fend la lèvre inférieure jusqu'au menton; de là, deux incisions contournent le bord de la mâchoire inférieure jusque vers les oreilles. Enfin on détache tout le masque du visage. C'est, en somme, à part la section médiane de la lèvre, l'incision pour la résection totale de la mâchoire inférieure.

Ce procédé a été appliqué avec succès par l'auteur, à l'extirpation d'un seul maxillaire supérieur; mais aucun chirurgien ne l'a employé pour la résection double de la mâchoire supérieure. « C'est évidemment un procédé d'exception. S'il a l'avantage de donner beaucoup de jour sur les lésions et de laisser une cicatrice peu visible, il entraîne la section des nerfs et des vaisseaux en trop grande quantité » (Bérard et Delore).

g) *Procédé de Liston.* — L'incision de la peau commence au bord libre de la lèvre supérieure, au milieu de ce bord libre, et remonte verticalement jusqu'à la sous-cloison. De là, elle suit le contour de l'aile du nez, remonte le long du sillon naso-génien jusqu'au bord inférieur de l'orbite, de là se porte le long du bord inférieur de l'orbite, qu'elle abandonne près de son extrémité externe pour se porter sur la face externe de l'os malaire plus ou moins loin. Cette incision, bien entendu, est faite d'un côté et de l'autre, en les réunissant à leur partie labiale médiane, au-dessous même de la sous-cloison du nez. On peut même se passer de l'incision médiane de la lèvre supérieure, car la jugulaire

[1] O. Heyfelder. *Traité des résections*, trad. Eug. Bœkel, 1863, p. 273.

formée ainsi, par la lèvre supérieure décollée du squelette, est très mobile : elle s'abaisse et s'élève très facilement. Sa présence ne gêne pas la section du voile du palais ni l'abaissement et l'extraction des deux maxillaires, ce qui fut, en particulier, le cas dans l'observation de MM. Bérard et Delore.

Certains chirurgiens se sont élevés contre ce procédé. Moselig-Moorhof[1] écrit que l'incision menée le long du bord inférieur de l'orbite offre le double inconvénient de sacrifier le nerf sous-orbitaire et d'avoir plus tard pour conséquence un ectropion de la paupière inférieure. En plus, Kœnig[2], tout en reconnaissant son utilité dans le cas de tumeurs volumineuses, lui reproche la difficulté des sutures. « Ainsi, lorsque la tumeur s'est déjà étendue jusque sous la peau, on se trouve avoir ensuite à réunir des lambeaux très minces. En outre, la suture cède facilement, surtout au point de convergence des deux incisions, et l'écartement des bords de la plaie retarde alors naturellement la guérison. »

Malgré ces objections, nombre d'auteurs considèrent actuellement cette incision comme étant la meilleure, et c'est à elle que se sont adressés, dans leurs opérations, Kirmisson, Combalat, Bellamy, Bérard et Delore. Les auteurs des traités de médecine opératoire, Maurice Pollosson, Farabeuf, Chalot, Karl Lobker, la recommandent comme laissant après elle une cicatrice à peine visible, ne lésant aucun organe important de la

[1] Moselig-Moorhof, *Handbuch der chirurgischen Technick.*
[2] Kœnig, *loc. cit*, p. 435.

joue, et enfin découvrant parfaitement la mâchoire des deux côtés à la fois.

En résumé, on peut dire que tous les procédés d'incision pour la résection des deux maxillaires supérieurs ont leurs avantages et leurs inconvénients. Ils ont été tous plus ou moins employés par les chirurgiens; mais ceux surtout qui reviennent le plus souvent dans les observations sont les tracés de Dieffenbach et de Liston. Il est bien évident que la nature de l'affection qui nécessite l'intervention, la propagation ou non à la peau dans le cas de néoplasme, ont à intervenir dans le choix d'un procédé. En outre, dans certains cas, on devra tenir compte des différences individuelles, mensurées par Berthier et rapportées dans sa thèse inaugurale. Tous ces mobiles d'intervention doivent entrer en ligne de compte pour assurer au patient, en outre d'une guérison aussi parfaite que possible, les bienfaits de telle ligne d'incision ne compromettant pas trop, plus tard, l'esthétique de la face.

B. **Dénudation des faces antéro-externes des maxillaires.** — L'incision faite, les parties molles des deux joues doivent être abaissées en dehors pour découvrir successivement la face antéro-externe des deux maxillaires jusque derrière les tubérosités. On fait une dénudation parostale, au bistouri, de toutes ces surfaces osseuses, sauf au niveau de l'orbite ; le périoste des planchers orbitaires étant le seul que l'on décolle et que l'on conserve. Si au lieu d'une tumeur, on s'adresse à une lésion inflammatoire, la dénudation pourrait se faire à la rugine.

On dissèque les parties molles de la joue, à partir du grand angle de l'œil, de la face antérieure et externe des maxillaires, en s'arrêtant au-dessus du cul-de-sac gingival. On les dissèque du malaire sur ses deux faces antérieure et postérieure jusqu'aux limites de la future section osseuse. En arrière et en bas, il faut contourner le malaire et la tubérosité maxillaire jusque dans la fosse ptérygo-maxillaire, sans chercher à ménager aucun des organes qui y sont contenus. D'ailleurs, le bistouri, guidé au ras du périoste, fait peu de dégâts parmi ceux-ci. Un point important dans cette dissection, c'est de sectionner franchement le nerf sous-orbitaire pour en éviter l'arrachement lors de l'extraction osseuse, et, par là même, conjurer les accidents qui peuvent être la conséquence de cet arrachement nerveux. Les vaisseaux faciaux et sous-orbitaires saignent, mais il est facile d'arrêter cette hémorragie par la compression, pendant que le chirurgien procède au décollement du périoste du plancher orbitaire.

Puis, on incise l'aponévrose palpébrale le long du bord inférieur de l'orbite ; avec la pulpe de l'index, sans contusionner le globe oculaire, on sépare le tissu cellulo-graisseux de l'orbite de la paroi inférieure. On porte cette dissection en dehors jusqu'à la fente sphéno-maxillaire, qui doit être bien dégagée.

C. **Section de l'os malaire.** — L'os à nu, plusieurs procédés sont conseillés pour sa section. Les uns, avec Farabeuf, Maurice Pollosson, conseillent l'emploi du ciseau et du maillet. C'était d'ailleurs la méthode de Gensoul. « A Paris, le ciseau est trop délaissé. Outre que, bien tranchant et bien frappé à petits coups secs et retenus, il peut diviser l'apophyse orbitaire externe ou l'os malaire, et même l'apophyse montante : c'est le large et mince ciseau qui convient le mieux. » (Farabeuf.) Par contre, d'autres chirurgiens rejettent le ciseau frappé, qui, bien que donnant une section franche, est un instrument aveugle et exposant aux échappées. « Ce procédé est brutal et imparfait, dit O. Heyfelder. Il ébranle d'une façon inquiétante la tête du malade et expose les parties molles voisines à être blessées par une pénétration subite du ciseau. Si, pour éviter le premier inconvénient, on choisit un ciseau très tranchant, on augmente les chances de produire une blessure ; par contre, en se servant d'un ciseau émoussé, on augmente l'ébranlement. »

La pince de Liston est assez employée. Avec une forte cisaille, on saisit le bord inférieur du malaire, l'instrument dirigé vers l'extrémité externe de la fente sphéno-maxillaire. C'est l'instrument le plus aisé à manier et le plus expéditif. Toutefois, dans la section du malaire, elle expose à fracturer l'os. Ces pinces incisives peuvent donc exposer à des fractures esquilleuses ; elles ne seront guère à employer que chez les sujets jeunes ou ceux dont les os sont ramollis ; par contre, elles peuvent être très utiles pour compléter l'action des autres moyens de division.

Les chirurgiens allemands Langenbeck, O. Heyfelder ont employé la scie étroite ou scie à guichet ; d'autres opérateurs se sont servis de la scie de Martin, de la scie de Hey, etc. Lizars[1] entamait les articulations du

[1] Lizars, *Anleit. z. prakt. Chir. a. d. Engl.*, Leipzig, 1840.

maxillaire avec la scie, et achevait de les diviser avec les cisailles ; Blandin achevait la division avec le ciseau et le maillet. C'est d'ailleurs le manuel opératoire recommandé par Chalot : avec la scie à guichet de Larrey ou celle de Shrady, scier le corps de l'os malaire d'avant en arrière dans une direction verticale ou oblique, en dehors du tubercule malaire, mais seulement sur une profondeur de 5 millimètres ; puis achever la section d'un coup de cisailles, une branche étant appliquée sur le sillon déjà fait, et l'autre sur la face postérieure de l'os.

Néanmoins, cette petite scie à main n'est pas d'un maniement très facile. Aussi, la plupart des chirurgiens s'adressent de préférence à la scie à chaîne. « La section de l'attache supéro-interne est le triomphe de la scie à chaîne », dit Farabeuf. Maurice Pollosson ne lui reproche que d'être un peu longue à mettre, et parfois de jouer mal ; mais aussi elle n'expose pas l'opérateur aux accidents signalés avec l'emploi des autres instruments.

Le périoste du plancher de l'orbite est décollé, la fente sphéno-maxillaire est libérée le plus possible, il faut introduire la scie à chaîne à travers la fente orbitaire inférieure. C'est un des points les plus difficiles de l'opération. Sans doute, l'espace est quelquefois rétréci par des tumeurs ; mais bien souvent aussi la difficulté résulte de l'emploi d'aiguilles conductrices mal construites. Elles doivent être fortement recourbées, ou, pour parler plus exactement, elles devraient former la moitié d'un cercle de petit diamètre. Un autre accident, signalé par O. Heyfelder, consiste en ce que l'aiguille, une fois introduite, tourne entre les doigts. La pointe, au lieu de sortir directement en avant sous la partie la plus étroite de l'os, se dévie en dehors et s'enfonce dans les parties molles de la joue.

Avant d'introduire l'aiguille, on fait soulever la masse charnue orbitaire avec un écarteur, et l'on va constater, à l'aide d'une sonde, que la fente sphéno-maxillaire est assez large pour laisser passer la scie à chaîne et, au besoin, on l'élargit avec un poinçon perforateur. Puis on monte de côté et à angle droit, dans les mors d'une pince à arrêt, l'aiguille qui doit entraîner la chaîne. On engage le bec mousse de l'aiguille dans l'orbite, on en fait glisser la pointe sur le plancher de l'orbite de dedans en dehors, dans la direction de la fente sphéno-maxillaire. On tourne alors la pince et on la relève un peu, de façon que le bec de l'aiguille, maintenant caché, se maintienne au contact du maxillaire supérieur et vienne se montrer en avant sous l'apophyse malaire. On la saisit alors avec les doigts ou avec une pince, pour l'attirer au dehors. Pour engager la scie, il faut tirer le fil d'une main, tandis que l'autre dirige les dents en avant. On ajuste les deux poignées, on fait tenir la tête à deux mains, on place les écarteurs pour scier commodément par un balancement latéral au lieu fixé d'avance. On tranche le malaire suivant une ligne orientée dans le plan de l'angle inféro-externe de l'orbite, ou parfois reportée plus en haut et en arrière, s'il faut sacrifier une portion plus considérable de l'os. Doit-on enlever complètement le malaire, la première section sera dirigée en haut et en dehors et portera sur l'attache orbito-frontale. La deuxième section séparera l'arcade zygomatique d'avec le temporal.

Ceci fait d'un côté, on le répète à gauche, de manière à sectionner simultanément les deux os malaires.

D. **Section des branches montantes et de la cloison.** — Nous arrivons ici à la deuxième partie de l'opération : les fosses nasales et la bouche vont être ouvertes et le sang va couler dans leurs cavités. Les divers temps doivent donc être rapidement exécutés.

On incise les parties molles, l'attache de la lèvre supérieure est complètement sectionnée, au ras de la sous-cloison, selon une ligne horizontale qui réunit les deux incisions jugales, sans toutefois ouvrir le cul-de-sac gingivo-labial. Puis on détache le squelette cartilagineux du nez en commençant par en bas, le bistouri longeant les bords de l'organe. On ouvre ainsi les fosses nasales sur le bord antérieur des branches montantes. Puis on introduit une des branches des cisailles de Liston dans la fosse nasale, au niveau du grand angle de l'œil, le long de la lèvre interne de l'incision des parties molles, l'autre branche pénétrant dans la cavité orbitaire, dont les parties molles sont protégées par un écarteur ou par la cuiller-spéculum de Wagner. En enfonçant la cisaille, il faut avoir soin que la pointe des lames ne détruise pas le sac lacrymal tout en rompant sa niche osseuse.

O. Heyfelder emploie la scie à chaîne pour la section de l'apophyse montante. Il perce la paroi interne du sac lacrymal avec l'aiguille, et la fait sortir au-dessus du cornet inférieur à l'union du maxillaire et de l'os propre du nez, et sectionne. Ou bien, suivant les indications de Maisonneuve, O. Heyfelder perfore de part en part la paroi interne des deux orbites, pour couper d'un trait, avec la scie à chaîne, toutes les connexions supérieures.

Les auteurs recommandent de ménager le sac lacrymal ; mais souvent cet organe peut avoir été envahi par des prolongements épithéliaux. Aussi semble-t-il plus sage de le sacrifier, d'autant plus que son ablation n'a pas de suite fâcheuse. Témoin l'ablation du sac lacrymal pour dacryocystite : ce n'est que rarement que l'on constate le reflux des larmes.

La section des apophyses montantes des deux côtés se fait en deux temps à la cisaille de Liston, ou en un temps suivant le procédé de Maisonneuve et de O. Heyfelder. Sans doute ce second mode est plus rapide ; mais, avec Bérard et Delore, on peut lui reprocher la complication instrumentale qu'elle nécessite, les retards la difficulté du passage de la scie à chaîne dans le tunnel créé par le perforateur. En plus, ces auteurs objectent le défaut de soutien solide et d'appui pour le nez après sa réapplication, la cloison étant sectionnée trop haut.

E. **Ouverture de la bouche. Désinsertion du voile du palais.** — Le chirurgien porte maintenant le bistouri sur la lèvre supérieure. On peut, faisant une incision de Liston complète mais bilatérale, sectionner la lèvre supérieure verticalement, en son milieu, en achevant ensuite la section des parties molles de la lèvre et du contour des narines. On saisit tour à tour de la main gauche la moitié de la lèvre supérieure, on la porte en dehors pour tendre les parties, tandis que de la droite on incise le cul-de-sac gingival, et on achève la dissection du lambeau génien, jusque derrière la tubérosité maxillaire.

Bérard et Delore, chez leur opéré, ont suivi un manuel opératoire plus simple. Ils n'incisent pas la lèvre supérieure sur la ligne médiane ; mais, en décollant le sinus gingival, ils forment ainsi une jugulaire qu'ils abaissent avec les deux lambeaux latéraux, également libérés au bistouri de leurs attaches muqueuses.

On fait alors renverser la tête en arrière, si jusqu'ici on n'a pas mis son malade dans la position de Rose. On fait ouvrir largement la bouche et, avec un écarteur placé sur la lèvre supérieure, on fait attirer en bas toutes les parties molles décollées.

Le chirurgien introduit alors la lame du bistouri dans la cavité buccale ; à la limite du palais dur et du palais mou, il ponctionne sur la ligne médiane et dirige la lame transversalement de dedans en dehors, alternativement de chaque côté, de façon à inciser le voile du palais derrière le bord postérieur de la voûte osseuse. Ou bien encore, on peut inciser en un seul temps le voile du palais en conduisant le bistouri d'une apophyse ptérygoïde à l'autre.

F. **Disjonction ptérygo-maxillaire.** — Les maxillaires supérieurs ne tiennent plus maintenant au reste des os de la face que par des adhérences et l'engrenage ptérygo-maxillaire. On introduit alors la cisaille de Mazzotini, coudée sur le plat, dans la bouche béante; on engage un mors derrière la voûte osseuse, dans la plaie palatine transverse, l'autre mors étant laissé en dehors, derrière la tubérosité. On sectionne. La pince tranchante, attribuée à Mazzotini par les auteurs du Compendium, est peu tranchante. Trop affilée, elle pourrait être dangereuse dans cette région des artères. A son défaut, la disjonction ptérygo-maxillaire peut être obtenue à l'aide d'un levier quelconque (une paire de forts ciseaux, une rugine, etc.), qu'on introduit dans la fosse ptérygo-maxillaire.

Il est préférable d'opérer la désinsertion ptérygoïdienne avant l'arrachement de la mâchoire supérieure. Un inconvénient est de ce fait évité. Les os extirpés brutalement, il arrive souvent qu'on laisse au fond de la plaie la paroi postérieure du sinus. Mais c'est un retard apporté par cette manœuvre et, à ce moment de l'opération, l'hémorragie est très abondante; aussi Bérard et Delore recommandent-ils de négliger le plus souvent cette complication, quitte à inspecter soigneusement le fond de la plaie, l'ablation terminée.

G. **Abaissement des maxillaires. — Section des nerfs sous-orbitaires. — Extraction.** — On saisit alors la mâchoire supérieure, avec deux forts daviers, de la face inférieure de l'orbite à l'arcade dentaire, placés de chaque côté, un, sur chaque maxillaire. On les abaisse simultanément. A ce moment, il est bon de faire inciser par un aide, le nerf sous-orbitaire avec un bistouri à la paroi inférieure de l'orbite, afin de ne pas en faire l'arrachement. Ceci est un point très important, car, le nerf non sectionné, on s'expose à arracher le ganglion de Meckel et à provoquer une fonte purulente de l'œil.

Si l'on emploie, faute d'outillage double, un davier de Farabeuf et un davier d'Ollier, Chalot recommande d'embrasser avec le premier, toute la hauteur d'un maxillaire, et avec le second, l'apophyse malaire seulement de l'autre maxillaire, un mors étant placé sur le rebord orbitaire, et l'autre en dessous et en dedans du tubercule malaire.

On arrache les os par abaissement. Billroth conseille beaucoup de les arracher par torsion pour empêcher l'hémorragie ; mais, autant la torsion des artères est à désirer, autant celle des nerfs est à craindre.

Quelques chirurgiens, avec Heyfelder, ont successivement abaissé les deux os et coupé entre temps eux-mêmes les nerfs sous-orbitaires. Mais ce n'est qu'un retard apporté à l'opération, sans qu'on en retire un avantage.

Aussi, pour concilier la rapidité, le ménagement des nerfs sous-orbitaires et l'économie du sang, Bérard et Delore proposent-ils la méthode suivante : le chirurgien place lui-même les deux daviers comme ci-dessus ; puis, tandis qu'il garde dans sa main gauche le davier du côté droit, il confie à son aide, l'instrument du côté gauche. Tous deux commencent ensemble l'abaissement. Le chirurgien, muni d'un bistouri, tranche les deux nerfs sous-orbitaires dès qu'il les a à sa portée, et immédiatement l'extraction est terminée par lui et par son aide qui a gardé le davier gauche en main.

Pratiquement, l'ablation des deux maxillaires tire

surtout son indication de l'existence d'une tumeur. Les os sont rendus fragiles du fait même du néoplasme, et aussi par l'âge du sujet ; aussi sont-ils souvent trop friables pour être enlevés d'un seul bloc ; deux ou trois prises sont nécessaires.

Il reste alors une énorme cavité, au fond de laquelle on voit le voile du palais et l'ouverture postérieure des fosses nasales, à travers laquelle on aperçoit le pharynx et la base du crâne. Un peu plus en dehors, on trouve les faisceaux des muscles ptérygoïdiens, plus ou moins entamés, et la lumière béante de l'artère sous-orbitaire et de la spléno-palatine.

La paroi externe de la cavité est formée par les téguments de la joue, par les muscles masticateurs et la surface de section de l'os malaire. La paroi supérieure est constituée par la membrane fibreuse qui soutient le coussinet graisseux de l'œil et par le cornet moyen. La paroi inférieure est représentée par le plancher buccal, ou par la muqueuse de la voûte palatine si la bénignité de la tumeur ou la nature de la lésion morbide ont donné au chirurgien le droit de la décoller et de la conserver.

L'extirpation est faite, l'hémorragie doit alors être arrêtée. On tamponne énergiquement cette grande cavité, en même temps qu'on inspecte le pharynx et qu'on le débarrasse des caillots à l'aide de tampons montés sur pinces. La langue doit alors être fortement attirée en avant pour faciliter ce nettoyage. On assèche le plus possible le champ opératoire, et, s'il le faut, on pose quelques ligatures (artère labiale supérieure, faciale, quelquefois palatine supérieure devant l'apophyse ptérygoïde). Quelquefois, comme le recommande Chalot, on peut faire une cautérisation destructive au thermocautère, pour poursuivre ainsi tous les prolongements de la tumeur vers les cavités, et de cette manière les détruire au fer rouge.

Le chirurgien va alors procéder aux sutures; mais, dans le cas de prothèse immédiate, il doit appliquer de suite les pièces prothétiques. Sinon, on fait un tamponnement de la cavité avec une masse de bandelettes de gaze iodoformée, dont les chefs sortent par la narine. Ces mèches de gaze sont tassées modérément et disposées de façon à rendre aux parties molles leur relief normal.

Les sutures ne diffèrent pas de celles de la résection unilatérale. On replace les différentes parties externes dans leurs positions primitives. La plupart du temps, les sutures au fil métallique sont commodes à faire, les deux lèvres s'accolent bien : il n'y a pas de tiraillements. Mais, dans certains cas, la peau a été envahie par des prolongements de la tumeur. Une certaine partie des téguments, infiltrée de boyaux épithéliaux, a dû être sacrifiée; aussi doit-on réparer la perte de substance. Le plus souvent, des sutures un peu serrées, quelque peu forcées, suffiront. Quelquefois, on devra avoir recours aux différents procédés autoplastiques pour rendre à la face son entier revêtement cutané.

Si la lèvre supérieure a été sectionnée lors de l'incision, on devra faire soigneusement ces sutures labiales. Quelques chirurgiens emploient les épingles avec sutures entortillées; mais la plupart font la suture directe au fil métallique ou aux crins de Florence. Il ne faut pas oublier que la réunion des deux segments de la lèvre supérieure doit être faite avec minutie : chaque point de suture doit traverser toute l'épaisseur des parties molles de la lèvre, à l'exception, toutefois, de la muqueuse qui reste libre.

Si la nature de la lésion qui nécessite l'opération permet au chirurgien de conserver le revêtement mucoso-périosté du palais osseux, on suture son bord libre au bord de la muqueuse des joues qui ont été détachées des maxillaires. On isole de la sorte la cavité buccale de la cavité de la plaie de résection.

Les sutures faites, on applique le pansement extérieur, qui ne diffère en rien des pansements portant sur cette région.

Après l'opération, on fait passer par une narine une sonde œsophagienne molle de Krishaber, qu'on laisse à demeure pour alimenter le malade.

En outre, dans le but de prévenir des complications locales d'infection ou des accidents de pneumonie, on doit faire observer au malade certaines règles d'antisepsie. L'opéré doit se rincer souvent la cavité bucco-pharyngée avec une solution antiseptique, non toxique. Ces lavages doivent être répétés et fréquents ; la plupart des chirurgiens y attachent grande importance, et c'est ce qui fait dire à Chalot : « C'est grâce à cette précaution (lavages) et au tamponnement iodoformé, que la broncho-pneumonie septique, qui faisait naguère tant de victimes, deviendra au moins beaucoup plus rare, si elle ne disparaît entièrement. »

Le tamponnement de la cavité opératoire ne doit pas être perdu de vue. Dès le second ou, mieux, le troisième jour, en tous cas suivant les indications de la courbe thermique de l'opéré, on doit procéder au renouvellement partiel des tampons ou des mèches de gaze. On les retirera avec précaution avec des pinces, de peur de traumatiser les bourgeons charnus et de provoquer une hémorragie.

Plusieurs fois dans la journée, il sera bon d'inspecter la bouche du malade, de visiter minutieusement l'intérieur de la cavité buccopharyngée pour en nettoyer les recoins, et, en particulier, pour la débarrasser des mucosités nasales qui se déposent sous forme de croûtes sur les surfaces avivées et cruentées.

Pendant toute la semaine qui suit l'intervention, ces soins doivent être minutieux et assidus : le résultat opératoire en dépend pour beaucoup. Mais, passé ce temps, la réunion des parties molles est faite en partie, la cavité opératoire ne nécessite plus que de simples lavages de propreté. En trois ou quatre septénaires, la réunion complète s'est parachevée, les cicatrices sont complètes. C'est alors que, si la prothèse n'a pas été immédiate, on est autorisé à placer un appareil : un obturateur palatin avec ou sans pièce dentaire.

ACCIDENTS OPÉRATOIRES

La résection totale des maxillaires est toujours une opération très sanglante, au cours de laquelle on est exposé à voir le sang s'écouler en arrière dans les voies respiratoires et provoquer l'asphyxie. Pour parer à ce danger, différents moyens ont été préconisés.

A. **Dangers de l'anesthésie.** — Certains auteurs incriminent l'anesthésie comme favorisant l'asphyxie du patient. La disparition de la sensibilité glottique, de la toux expulsive favorise justement l'irruption du sang dans la trachée. Mais cependant, y a-t-il vraiment lieu de priver le malade des bienfaits de la narcose?

Certains chirurgiens, surtout en France, font simplement asseoir le malade et ne donnent point de chloroforme ou d'éther.

König combine l'injection hypodermique de morphine avec l'anesthésie générale qu'on cesse de bonne heure; l'opéré est maintenu verticalement assis, la tête un peu penchée en avant.

A l'étranger, E. Rose[1] a préconisé l'anesthésie

[1] E. Rose, *Arch. f. klin. Chir.*, 1874, t. XVII, p. 454.

générale et la continue pendant toute l'opération, et il fait tenir le malade couché, la tête attirée au delà du bord bien matelassé du lit, de façon à ce qu'elle pende naturellement dans l'extension forcée. De cette manière le vertex regardant en bas, le larynx est sur un plan plus élevé que la cavité bucco-pharyngienne. Le sang s'écoule ainsi au dehors par la narine et par la bouche.

Verneuil[1] couche le malade, fait administrer l'agent anesthésique, tamponne l'orifice postérieur des fosses nasales et fait l'incision sans toucher au cul-de-sac gingivo-labial. Mais, dès qu'il s'agit d'entamer la voûte palatine, il laisse le malade se réveiller, afin que ce dernier puisse expulser le sang qui tombe dans la bouche.

Enfin, d'autres auteurs font faire l'anesthésie par trachéotomie ou tubage, en obturant la partie supérieure de la trachée pour empêcher l'irruption du sang. Nussbaum fait cette oblitération au moyen d'une compresse huilée ; Trendelenburg[2] préconise la canule-tampon, dont la partie intratrachéale est munie d'un manchon élastique à air ; enfin, à Hahn, nous devons la canule-éponge laquelle, munie d'une éponge iodoformisée assure mieux que la canule de Trendelenburg l'occlusion de la trachée, et peut demeurer sans danger à demeure. Enfin, Maydl et Doyen remplacent la trachéotomie par le simple tubage du larynx pour pratiquer l'anesthésie.

[1] Verneuil, *Arch. gén. de méd.*, 1870, t. II, p. 386.
[2] Trendelenburg, *The medical Times and Gazette*, mai 1872.

Tous ces procédés pris séparément ne peuvent être érigés en règle générale.

L'opération sans anesthésie et dans l'attitude assise ne convient qu'aux malades doués d'une grande énergie morale et d'une constitution encore robuste.

La méthode d'anesthésie générale, liée à la morphinisation (Kœnig) paraît délicate, l'attitude assise exposant à la syncope par anémie cérébrale.

Celle de von Nusbaüm n'est pas aussi efficace qu'elle le semblerait *a priori*, car le tampon pharyngien se déplace facilement et, par suite, laisse filtrer plus ou moins le sang autour de lui.

Le procédé de Verneuil semble préférable au précédent quand l'opération peut être rapide, c'est-à-dire quand on ne conserve pas de périoste et qu'on ne fait pas d'uranoplastie.

Quant à la canule-tampon de Trendelenbourg, c'est un procédé qui convient mieux aux opérations longues et pénibles ; d'un autre côté, le tampon de caoutchouc ne fonctionne pas toujours d'une façon efficace et l'on est obligé de vérifier souvent, au cours de l'opération si la trachée est toujours bien fermée. Kœnig dit que, dans un cas de résection unilatérale du maxillaire supérieur, il a failli perdre ainsi un de ses opérés, sans qu'il eût d'abord le moindre soupçon de l'accident : il ne put le rappeler à la vie qu'après avoir enlevé la canule et aspiré le sang contenu dans la trachée.

Il est une autre objection à faire à ce procédé, quelque séduisant qu'il puisse être au premier abord : il nécessite une opération préalable, la trachéotomie, qui ne saurait être considérée comme inoffensive. Les complications pulmonaires, ce redoutable danger des opérations sur la mâchoire, sont malheureusement trop fréquentes pour qu'on puisse y ajouter les dangers des suites pulmonaires d'une trachéotomie. Néanmoins, Simon (de Heidelberg) a utilisé cette méthode dans un cas où la résection devait nécessiter de larges sacrifices des parties molles, et il n'eut aucun accident. Mais, chez son malade, la trachéotomie préalable était absolument indiquée : le patient était déjà dyspnéique avant l'opération, son naso-pharynx étant envahi par des prolongements de la tumeur.

Terrier[1] donne la préférence à la méthode de Rose qui permet l'anesthésie pendant toute la durée de l'opération : « Avec cette position, de l'habileté, de l'habitude, dit-il, on évite et la trop grande hémorragie et les phénomènes asphyxiques. » Mais König[2] lui reproche un défaut : « C'est à cette méthode de Rose qui consiste à placer la tête de l'opéré dans la position pendante que nous accorderions la préférence, si elle ne présentait un inconvénient qui ne permet pas d'en généraliser l'emploi. Cet inconvénient, c'est l'hémorragie, que la position déclive de la tête tend à exagérer considérablement. Dans plusieurs opérations que j'ai pratiquées suivant ce procédé, et dans plusieurs autres qui ont été rapportées par divers chirurgiens, la perte de sang fut réellement effrayante. La position de Rose ne saurait convenir dès lors pour des opérations de

[1] F. Terrier, Guillemain et Malherbe, *Chirurgie de la face*, p. 14, 1897.

[2] König, *Traité de pathologie chirurgic. spéc.*, trad. Comte, t. I, p. 433.

longue durée pratiquées chez des individus anémiques, très jeunes ou arrivés à un âge très avancé. » Il est à remarquer aussi que la méthode de Rose favorise la production de congestions passives chez les vieillards et les individus très sanguins. Aussi, d'une manière générale, on peut dire que ce procédé est souvent contre-indiqué.

Aussi, de toutes ces méthodes, le chirurgien pourra-t-il employer les avantages en les combinant toutes ensemble. Au début de l'anesthésie, on pourra, sur la recommandation de M. le professeur Poncet, passer avec une aiguille un fil métallique, double et assez fort, dans le tiers antérieur de la langue. Puis on met la tête du malade dans la position de Rose, soit d'emblée, soit plus tard après la dissection du lambeau jugal et section malaire, alors que l'on va pratiquer la section des os de la racine du nez et de la cloison. A ce moment, suivant la recommandation de Bérard et Delore, on suspend l'anesthésie, dont la continuation serait d'ailleurs complètement illusoire, et, pendant que l'opérateur termine rapidement l'ablation de la mâchoire, un aide tamponne le naso-pharynx et un autre assèche la plaie opératoire elle-même. Le malade reste encore sous le coup de l'anesthésie, de sorte que les souffrances lui sont toujours épargnées; mais, la narcose n'étant plus poussée à fond, les réflexes du côté de la gorge réapparaissent et lui font rejeter les caillots qui pourraient obstruer sa trachée.

B. **Dangers de l'hémorragie.** — Outre les accidents asphyxiques provoqués par l'irruption du sang dans la voie trachéo-bronchique, il est du devoir du chirurgien de prévenir les accidents dus à une trop grande perte de sang. Aussi, pour éviter cette complication, certains auteurs ont conseillé la ligature ou la compression de gros vaisseaux.

Lizars[1] a montré le premier la possibilité anatomique d'enlever le maxillaire supérieur après avoir fait la ligature préventive de la carotide primitive. L'occasion de réaliser sa proposition ne s'offrit à lui qu'en décembre 1827, dans un cas où, malgré la ligature préventive de la carotide, l'hémorragie fut assez redoutable pour nécessiter l'interruption de l'opération[2].

Kocher[3] recommande chaudement cette ligature, parce qu'elle rend l'opération plus nette et plus facile. De même Chalot dit l'avoir employée deux fois avec avantage, dans des résections unilatérales du maxillaire supérieur. Schœnborn a eu recours à la compression temporaire des gros vaisseaux et, en particulier, de la carotide primitive. Il a inventé à cet effet une pince spéciale. Mais Riese[4] pense que la compression temporaire, durant d'une à trois heures, d'un gros vaisseau sanguin tel que la carotide, peut donner un avantage sérieux à l'opérateur au point de vue de

[1] Lizars, System of anatomical Plates (1826), cité par Heath, *Mal. des mâchoires*, p. 294.

[2] Lizars, *Lancet*, 1829-1830.

[3] Kocher, *Chirurgie opératoire*, p. 77, 1894.

[4] Riese, Ligature temporaire des gros vaisseaux sanguins et en particulier de la carotide, comme temps préalable à la résection du maxill. supér. *Deutsche med. Wochensch.*, n° 5, p. 67, 1896.

l'économie du sang ; mais que le danger de la formation d'un caillot ne doit pas être perdu de vue. Dans des expériences faites sur des chiens, Riese a constaté la présence du thrombus, bien que les parois de l'artère n'eussent pas été déchirées, et que l'endothélium, même au niveau du thrombus, parût complètement normal.

Cette méthode est presque complètement abandonnée. « L'hémorragie, si vous allez vite, est absolument négligeable, écrit Mollière[1]. Elle effraye les assistants, parce que le sang est projeté par de petites artérioles et par la toux du malade ; mais elle est nulle. La ligature de la carotide primitive, faite comme opération préliminaire, n'est donc pas même à discuter. J'en dirais tout autant de la trachéotomie préliminaire, dont on abuse tant chez les Allemands. Elle est absolument inutile et expose à des dangers sérieux. »

Sans doute, dans le cas de tumeurs molles, vasculaires, tumeurs qui se morcelleront sous l'instrument et seront l'occasion d'hémorragies sérieuses, surtout si de tels néophasmes envoient des prolongements dans les cavités voisines, une ligature posée sur les deux carotides est d'une pratique utile. A plus forte raison serait-elle tout à fait indiquée chez des individus déjà anémiés par d'abondantes hémorragies souvent répétées. Mais, mis à part les accidents de thrombose ou d'anémie cérébrale que pourrait provoquer cette manœuvre, l'hémorragie ne sera en réalité que peu diminuée par une double ligature. Ce n'est qu'à

[1] Mollière, *Chirurgie clinique*, p. 158.

la fin de l'opération que les vaisseaux saignent, alors que les rameaux terminaux, surtout de la maxillaire interne, vont être intéressés. Si, à ce moment, on a un aide éclairé et de sang-froid pour procéder à un tamponnement rapide, l'extravasat sanguin sera de faible importance. De plus, ces vaisseaux sont arrachés, écrasés plutôt que sectionnés : ils ont de la tendance à s'oblitérer par rétraction de leurs tuniques élastiques ; l'hémostase est pour ainsi dire spontanée. Aussi peut-on dire que cette hémorragie des gros troncs est loin d'être redoutable. Elle l'est surtout moins que l'hémorragie capillaire, dont on ne tient d'ailleurs pas grand compte, car comment aller chercher dans un tissu qui saigne en nappe, reconnaître le vaisseau qui donne et y mettre une pince ?

COMPLICATIONS

Depuis l'ère antiseptique, les complications d'ordre infectieux ne sont plus à redouter comme autrefois. Il est rare aujourd'hui de voir, dans les services de chirurgie, des érysipèles, des infections purulentes consécutives aux opérations. Aussi, tout en croyant à leur possibilité, pouvons-nous les laisser de côté.

Mais, il est deux sortes de complications qui sont loin d'être négligeables : nous voulons parler des hémorragies secondaires et des troubles oculaires post-opératoires.

Ajoutons à cela les complications pulmonaires, la pneumonie en particulier.

A. **Hémorragie secondaire.** — Les pertes de sang post-opératoires, lorsqu'elles ne sont pas dues à un état particulier du sang (hémites, hémophilie), sont bien souvent dues ou à l'infection, dans la pluralité des cas, ou à un traumatisme durant le pansement. Aussi faciles seront-elles à éviter. Les lavages fréquents de la bouche avec des liquides faiblement antiseptiques, le renouvellement d'une partie des tampons dès le troisième jour, l'inspection minutieuse et quotidienne de la cavité bucco-pharyngée avec nettoyage de l'arrière-gorge, suffiront pour prévenir cette complication.

Au bout d'une semaine, la plaie opératoire est suffisamment en état de cicatrisation pour que l'on n'ait plus à craindre une hémorragie secondaire.

Mais, se produirait-elle, qu'il faudrait alors de suite l'arrêter. C'est un vaisseau qui saigne, on le prend, si possible, avec une pince qu'on laisse à demeure ; ou bien on oblitère le rameau sanguin par une ligature ou la torsion. L'artériole ou la veinule est-elle de prise difficile, on peut l'aveugler en la touchant au termocautère au rouge sombre. C'est au contraire, ce qui est le cas le plus fréquent, une hémorragie en nappe, une hémorragie capillaire, un simple tamponnement compressif suffit à l'arrêter. On peut encore avoir recours aux liquides agglutinants : eau de Pagliari ou, mieux, suivant les indications émises cette dernière année, du sérum artificiel contenant de la gélatine 4 pour 100), que l'on verse sur les tampons qui font la compression. Dans le cas où l'on aurait fait usage de la canule-tampon, Kœnig recommande de la laisser à demeure pendant le premier jour qui succède à l'opération. Il serait sans doute avantageux de maintenir le tamponnement de la trachée pendant la période de suppuration possible, afin de prévenir l'introduction dans les bronches de liquides putrides et de substances infectieuses, entraînées par le courant d'air qui se produit dans la bronche pendant l'inspiration. Mais, d'un autre côté, l'emploi prolongé de la canule est très gênant pour le malade, et il est préférable, dans le cas où on en fait usage, de ne pas la laisser trop longtemps à demeure après l'opération. En outre, ce serait favoriser les hémorragies secondaires qui pourraient se produire lors de son retrait.

B. **Complications pulmonaires.** — Ce sont les complications du côté de l'appareil respiratoire qui constituent le principal danger à la suite des résections du maxillaire ; ce sont elles qui emportent un grand nombre des malades, à la suite d'opérations intéressant soit les maxillaires, soit les cavités buccale, nasale et pharyngienne. En effet, par suite de la pénétration de corps étrangers dans les voies respiratoires, on voit survenir une pneumonie lobulaire qui entraîne facilement la mort, même chez les individus jeunes et vigoureux, mais surtout chez les personnes faibles et d'un âge avancé. Cette affection des poumons est connue sous le nom de pneumonie par déglutition. C'est la Schluckpneumonie des Allemands. L'introduction d'aliments dans la trachée, par suite de troubles de la déglutition, ne joue, dans la production de cette pneumonie, qu'un rôle tout à fait accessoire. Il s'agit essentiellement de la pénétration dans les voies aériennes, de particules de substances putrides provenant de la plaie ou des cavités buccale et pharyngienne. Lorsque du sang s'est écoulé dans la trachée pendant l'opération et n'a pu être ensuite complètement évacué, la décomposition de ce liquide peut avoir les mêmes conséquences. Le danger de cette pneumonie infectieuse est d'autant plus grand que la bouche contient plus de matières en putréfaction (dents cariées, malpropres, entourées d'une grande quantité de tartre) ou que la tumeur a plus de tendance à la fonte putride et à l'ulcération, comme c'est le cas surtout pour les carcinomes épithéliaux. Aussi est-ce pour ce fait que l'on insiste tant sur le nettoyage des dents et de la bouche avant l'opération, et que l'on fait avec tant de soin les lavages de la cavité opératoire après l'intervention.

G. **Complications à distance.** — Mis à part les métastases cancéreuses ou récidives à distance, il est rare de voir survenir une autre complication d'ordre septique. Il n'y a surtout pas à redouter d'accidents du côté du cerveau ou des méninges. Dans aucune de nos observations nous ne constatons ce phénomène. D'ailleurs « la face est un département qui n'envoie pas de députés au cerveau », disait Gensoul.

D. **Complications oculaires.** — Les accidents consécutifs du côté de l'organe visuel sont d'une assez grande rareté, et, c'est peut-être pour ce motif que les auteurs n'en parlent pas dans leurs descriptions de la résection du maxillaire supérieur. La plupart du temps le périoste du plancher de l'orbite est décollé et conservé au cours de l'opération. Il sert de soutien à l'organe, d'autant plus que la cavité opératoire est comblée ou par des tampons ou par un appareil de prothèse. Néanmoins, dans certains cas, il peut y avoir des troubles dans la statique oculaire, soit d'un côté seulement, soit des deux. L'œil peut être abaissé, d'où troubles de la vision et surtout diplopie. Il peut y avoir consécutivement de l'inflammation et ulcération de la cornée, et enfin destruction de l'œil.

Aussi Combalat[1], attribuant ces troubles non seulement au défaut de statique de l'œil par privation du plancher oculaire, mais encore par défaut de protection de l'œil par inocclusion des paupières (la paupière inférieure étant sur un plan plus inférieur que normalement), a proposé d'y remédier en suturant les paupières et en laissant subsister la suture pendant plusieurs mois, afin de donner le temps au tissu inodulaire de se former et de remplacer le plancher de l'orbite. C'est une bonne précaution, mais un peu cruelle, car, dans le cas de résection bilatérale des deux maxillaires, le patient se verrait voué à une cécité absolue pendant plusieurs mois.

A côté de ces troubles de statique oculaire, il en existe d'autres du côté de la paupière inférieure. La peau de la joue est la plupart du temps plus ou moins tiraillée en bas par les sutures. Si, de plus, on a employé un procédé d'incision dont le tracé intéresse la paupière inférieure, la cicatrice fait un peu rétracter les téguments, d'où ectropion. Il est inutile d'insister sur l'absence d'esthétique de cette complication, ni sur les troubles oculaires qui s'y rattachent.

Mais plus graves sont les suites opératoires qui amènent la fonte purulente de l'œil. Nous laissons de côté les complications dues à l'infection, elles ne présentent rien de particulier : c'est la panophtalmie

[1] Combalat, Rapport fait par par M. Polaillon à la Soc. de chir., séance du 21 déc. 1881.

ou c'est la simple conjonctivite. Un peu d'asepsie durant l'opération suffit pour les prévenir. Mais il est certains cas où la fonte purulente ne saurait être évitée, c'est lorsque le nerf maxillaire supérieur, mal sectionné dans sa branche sous-orbitaire, est arraché à son émergence du ganglion de Gasser pendant l'ablation des maxillaires supérieurs. Le ganglion de Gasser peut alors être désorganisé de telle sorte que la branche ophtalmique ne remplissant plus ses fonctions, il en résulte des troubles trophiques du côté du globe oculaire et par suite de fonte purulente.

Tillaux a vu survenir une fois, dans une résection unilatérale, la fonte de l'œil après une opération faite dans des conditions telles, que, certainement, elle ne pouvait être attribuée au traumatisme opératoire. L'arrachement du nerf maxillaire supérieur en avait été certainement la cause.

Les expériences de Gérard Marchant et de Herbet[1] viennent à l'appui de cette idée. Après résection du ganglion de Gasser, des lésions de la cornée se produisent, soit plusieurs jours seulement après l'opération, soit plus longtemps après. Tantôt on assiste à des troubles véritablement trophiques : opacité, ulcération de la la cornée, diminution de tension du globe oculaire. Tantôt, au contraire, ce sont des accidents inflammatoires qui semblent dominer, qu'ils soient primitifs ou plutôt secondaires à la lésion secondaire : conjonctivite, kératite, hypopyon, suppuration du lac lacrymal, et

[1] Gérard Marchant et Herbet, Résection du ganglion de Gasser (*Revue de chirurgie*, 1897, p. 302).

même panophtalmie entraînant la perte de l'œil, comme dans le cas bien connu de Rose. Ordinairement ces phénomènes, si alarmants au début, s'amendent et ne laissent après eux qu'une légère opacité de la cornée.

Nous renvoyons à l'article de Gérard Marchant et Herbet pour la discussion de la pathogénie encore mal élucidée de ces troubles. Toujours est-il que l'arrachement du nerf sous-orbitaire amène des désordres graves. Aussi les auteurs recommandent-ils de sectionner le nerf avant de faire basculer les maxillaires, et même certains, avec Ollier, conseillent de le sectionner auparavant, à sa sortie du trou sous-orbitaire au moment de la dissection du lambeau cutané.

Quoi qu'il en soit, il est bon, après l'opération, de surveiller les yeux des opérés. Le nerf sous-orbitaire a été sectionné, d'où anesthésie partielle de la paupière inférieure et, par conséquent, suppression partielle des réflexes de défense et de protection. En outre, la destruction des canaux nasaux et lacrymaux, le tamponnement des fosses nasales qui oblitère ce qui en reste, s'opposent au libre écoulement des larmes. D'où épiphora plus ou moins accusé, et, par là même, porte ouverte à l'infection.

D'autre part, si le plancher de l'orbite a dû être sacrifié et, si pour n'apporter aucun trouble à la statique de l'œil, on tamponne bien les fosses nasales pour soutenir les globes oculaires, il peut survenir des troubles circulatoires par compression, chémosis et quelquefois kératite, mais ces accidents sont rares et ne doivent surtout être cités que pour mémoire.

SOINS CONSÉCUTIFS. PROTHÈSE

Les soins consécutifs à une résection des deux maxillaires sont tout d'abord des soins généraux permettant au malade de se rétablir d'une aussi grave opération, et ensuite des soins esthétiques pour atténuer autant que possible la difformité post-opératoire.

L'alimentation du sujet pourra être assurée au moyen d'une sonde œsophagienne molle passée par une narine : c'est un moyen simple, écartant toute complication buccale septique d'origine alimentaire, mais un peu pénible pour le malade. On peut aussi le sustenter par des aliments liquides qu'on lui fait ingérer avec une cuillère ; mais il faut surveiller de près la déglutition de peur d'un accident laryngé ou pulmonaire. On peut encore s'adresser aux lavements alimentaires.

D'ailleurs, le Dr Prince[1] de Jacksonville (Illinois) recommande cette méthode. Il fait même injecter dans le côlon, peu avant une opération grave, une quantité d'eau chaude alcoolisée proportionnée à l'âge

[1] Prince, *Saint-Louis medical and surgical Journal*, février 1883.

et aux exigences du sujet. L'ingénieux obturateur rectal imaginé par le Dr Prince, ou son analogue dû à M. Edward Lund[1] n'est nullement nécessaire, car le liquide n'a guère de tendance à s'échapper quand on se sert d'une longue canule et que le malade est étendu dans son lit.

Dans tous les cas, l'alimentation et les soins généraux sont loin d'être négligeables, car ce sont eux qui amèneront à l'opéré une plus ou moins grande survie.

La prothèse. — La prothèse ne peut avoir qu'un but, celui de rendre au malade une mâchoire artificielle pourvue de dents et de joindre à la mâchoire artificielle un obturateur pour empêcher le passage des aliments dans les fosses nasales, rendre la production des sons normale et réduire la difformité.

La difformité consécutive à la résection des deux maxillaires supérieurs n'est pas aussi forte qu'on serait tenté de le supposer. Elle a été très diversement interprétée. O. Heyfelder, qui avait observé trois opérés, disait, en 1862, que la face était peu déformée. Simon, au contraire, dit que son malade avait un facies ressemblant à une tête de mort. Mais Ollier fait remarquer à juste raison que si l'on enlève les deux planchers orbitaires, la déformation, à moins de prothèse, est très appréciable. Aussi, les opérations s'accompagnant de peu de difformité sont-elles celles n'intéressant pas le plancher de l'orbite. En réalité, les joues sont rétractées, excavées, donnant aux yeux un aspect d'exorbi-

[1] Edward Lund. *Lancet*, 7 avril 1883.

tisme, la lèvre supérieure est en retrait sur l'inférieure qui paraît épaissie, voire même hypertrophiée. La prothèse immédiate serait donc de ce fait recommandable, pour éviter ces troubles esthétiques liés à la cicatrisation. Il est évident que nous faisons ici allusion aux résections pour tumeurs. Celles consécutives à une lésion inflammatoire, à une nécrose, sont bien moins suivies de troubles esthétiques, puisque la résection faite sous-périoste permettra la régénération de certaines parties osseuses.

La prothèse doit aussi parer aux troubles fonctionnels consécutifs à l'opération. La parole, chez ces opérés, est inintelligible, par suite de la disparition des cavités nasales. Mais au fur et à mesure que la cicatrisation s'avance, les sujets parviennent peu à peu à se faire comprendre.

La déglutition des liquides est au début seule possible ; mais au bout d'un temps plus ou moins long, les malades arrivent à avaler des aliments mous. Plus tard, la pose d'un appareil prothétique permettra la mastication des aliments solides.

Faut-il appliquer de suite un appareil de prothèse ? si l'on attend la complète cicatrisation de la plaie pour appliquer un appareil prothétique, il est évident qu'on se trouve en présence d'une déformation que la cicatrisation a rendu définitive ; l'appareil prothétique ne pourra fournir qu'une restauration incomplète. Au contraire, la prothèse immédiate permet d'appliquer une pièce qui prend absolument la place et reproduit la forme des parties osseuses enlevées.

M. Martin (de Lyon) s'est fait le défenseur de la prothèse immédiate, et ses idées ont été adoptées par grand nombre de chirurgiens. Dans cette méthode, une pièce de caoutchouc durci est appliquée au cours de l'opération et fixée à l'aide de vis, sur les parties osseuses restantes. Cette pièce doit être munie de canaux permettant des irrigations antiseptiques. Ultérieurement l'appareil provisoire est remplacé par un appareil définitif.

Il est incontestable que la prothèse immédiate a donné parfois d'excellents résultats. Mais elle n'est pas sans inconvénients sérieux. Elle a pour conséquence d'augmenter très considérablement la durée d'une opération déjà longue par elle-même, et d'obliger ainsi à prolonger l'anesthésie. D'un autre côté, la présence d'une pièce rend plus difficile le maintien de l'asepsie de la bouche après l'opération. Il est arrivé à des chirurgiens d'être obligés d'enlever l'appareil à cause de l'abondance de la suppuration. Ces considérations commandent une certaine réserve dans l'application de la prothèse immédiate. En réalité, dans la résection double du maxillaire supérieur la prothèse immédiate ne rend pas de bien grands services. Un appareil appliqué au bout de trois semaines, quand tout danger d'infection est passé, suffit pour donner de très bons résultats avec une faible difformité.

En outre, un appareil appliqué sur des régions opérées, à tissus encore cruentés, va entretenir une irritation permanente. Aussi, l'opération étant-elle faite surtout pour des néoplasmes, ne serait-il pas à craindre une repullulation de la tumeur, une récidive beaucoup plus rapide que si on laissait ces mêmes tissus en repos? M. le professeur Poncet n'est pas partisan de la prothèse immédiate et même tardive, car il pense que les avantages tirés de cette méthode au point de vue fonctionnel ne peuvent être mis en balance avec les inconvénients. Il vaut mieux un malade défiguré mais guéri, qu'un opéré se rapprochant plus de l'esthétique normale, mais sujet à une récidive à brève échéance.

INDICATIONS

La résection des deux maxillaires supérieurs est une opération grave. Elle est le plus souvent nécessitée par une tumeur, rarement par une lésion inflammatoire : c'est ce que prouve du moir la statistique des observations que nous avons pu collig .r. Sur 43 opérations de ce genre, sept ont trait à des lésions inflammatoires, nécrose en particulier ; les trente-cinq restantes se rapportent à des tumeurs.

A. **Lésions inflammatoires.** — Les lésions traumatiques des deux maxillaires supérieurs, quelque compliquées qu'elles soient, donnent rarement occasion de pratiquer la résection ; tout au plus sera-t-il nécessaire d'enlever ou de régulariser quelques esquilles ou d'extraire un corps étranger.

Les lésions de carie, de nécrose, sont rarement assez étendues pour nécessiter une résection bilatérale. Il faut que ces affections aient attaqué l'os dans toute son étendue. Aussi, la plupart du temps, ce ne sont que des opérations incomplètes, atypiques, tirant leur manuel opératoire de la dissémination et de l'étendue des lésions. En outre, si résection il y a, c'est une résection sous-périostée, avec conservation de toutes les parties saines. Aussi sommes-nous loin de la gravité opératoire des résections pour tumeurs. Ce ne sont plus ces larges pertes de substance, obligé qu'est le chirurgien de porter la scie et le bistouri en pleins tissus sains; en outre, la réparation peut se faire de par le périoste conservé; aussi l'opérateur se résoudra-t-il plus facilement à intervenir. A vrai dire, ces opérations, si étendues soient-elles, ne méritent pas à proprement parler le nom de résections. Les os sont depuis longtemps atteints de nécrose, l'élimination des séquestres est la plupart du temps déjà avancée. Le chirurgien ne se trouve donc qu'en présence de véritables séquestrotomies de parties mortes, déjà séparées par un sillon des portions osseuses encore vivantes. Aussi l'ablation de ces séquestres ne nécessitera aucune règle opératoire fixe : le chirurgien les extirpera, régularisera les difformités si elles ont lieu et assurera un drainage.

En outre, la plupart des chirurgiens sont loin de recommander les opérations hâtives de ces cas. Ils laissent, dans la pluralité des cas, le soin à la nature d'éliminer les parties frappées de mort, tout en surveillant de près le processus destructif d'une part, et, d'une autre, le travail de régénération osseuse par des lamelles périostiques. Les résultats fonctionnels et esthétiques seront bien supérieurs à ceux que l'on pourrait obtenir par des opérations hâtives.

Aussi comprend-on combien peut être rare la résection typique des deux maxillaires supérieurs, lorsqu'elle tire ses indications de lésions traumatiques ou inflammatoires.

B. **Tumeurs**. — Tout autres sont les indications tirées des néoplasmes. Certaines *tumeurs, dites bénignes* à cause de leur évolution, envahissent rarement les deux maxillaires supérieurs à un tel degré que l'on doive en faire l'ablation totale. Néanmoins, certains enchondromes à marche lente, mais progressivement envahissante, procurent de telles gênes au malade que leur extirpation s'impose.

Il n'y a guère à compter sur le traitement médical dans ces cas-là. Stanley a prétendu avoir fait disparaître des enchondromes par des applications d'iode. Mais, si tant est que cette thérapeutique puisse être efficace, le traitement serait réellement trop long, étant donné le volume de la tumeur. Le seul remède effectif est l'instrument tranchant, et le mieux est, dans tous les cas, le plus tôt possible, car une tumeur même bénigne peut, par son volume ou par ses attaches, mettre la vie du sujet en danger quand on l'abandonne à elle-même pendant trop longtemps.

Mais quand on a affaire à une *tumeur maligne*, le seul espoir pour le patient est l'extirpation complète, et faite au moment où la maladie, limitée à l'os, n'a pas encore atteint les tissus environnants. Les tumeurs bénignes sont passibles de la simple énucléation et des opérations conservatrices; les cancers à marche lente seront bien souvent observés à un moment de leur évolution où la résection unilatérale sera encore possible. Seuls les néoplasmes à marche rapide et envahissante nécessiteront cette opération radicale, mais énorme, alors même que le diagnostic en est fait à une époque rapprochée de leur début.

Et encore tous ne sont-ils pas passibles de l'intervention. On s'accorde aujourd'hui à dire qu'il est des cas opérables et d'autres inopérables, et, pour établir cette division, on se base sur l'étendue de la lésion, le siège qu'elle occupe, l'envahissement des ganglions voisins, l'âge et l'état général du sujet.

Ce n'est qu'après avoir pesé attentivement toutes ces raisons que le chirurgien doit se déterminer à l'intervention ou à l'abstention. Mais auparavant il doit écarter toute idée systématique qui lui conseille d'agir plutôt d'une façon que d'une autre. Autrefois, on n'opérait jamais les cancers d'une certaine étendue pour deux raisons : l'une, appuyée sur l'observation clinique, qui avait fait appeler ces cancers de la face des *noli me tangere*, l'autre sur les complications fréquentes qui rendaient à ce moment les plaies chirurgicales si redoutables. Aujourd'hui le second danger n'existe pas : l'antisepsie a fait disparaître les complications des plaies, et le chirurgien se laisse aller, bien plus qu'autrefois, à des opérations très étendues.

Mais, en réalité, ce n'est que dans des cas assez peu nombreux que le malade retire un bénéfice de l'intervention, et malheureusement aussi, dans beaucoup de circonstances, l'opération, si elle ne peut être complète, ne fait qu'irriter le mal et en précipite la marche au lieu de l'enrayer. Bien rares sont les cas où l'on peut compter sur une guérison : trop fréquentes sont les récidives ; trop rapides sont-elles aussi pour que cette prognose sombre ne puisse faire hésiter le chirurgien à soumettre son malade à une intervention aussi grave que l'est la résection des deux maxillaires supérieurs.

En somme, la grande indication de la résection totale des deux maxillaires supérieurs réside presque uniquement dans le fait de la présence d'une tumeur maligne, à marche très rapide et envahissante, nécessitant une intervention large, étendue au delà des limites du mal. *A priori*, le type des néoplasmes nécessitant cette opération sera la tumeur médiane développée dans la voûte palatine ou sur le plancher nasal et ayant plus ou moins intéressé les deux os. Une tumeur plus latérale peut avoir envahi une trop grande étendue des tissus : la résection devrait alors de beaucoup dépasser les limites du maxillaire pour être efficace, et ce serait alors une mutilation par trop grande pour pouvoir être tentée.

Néanmoins, en pratique, on a rarement l'occasion de voir des lésions bien localisées. Ce n'est pas une tumeur à limites précises; de sorte que, l'opération faite, si radicale soit-elle, le chirurgien ne peut escompter d'une manière sûre la guérison et l'absence de repullulation. La fréquence des récidives après la résection bilatérale démontre que la tumeur avait déjà envoyé des prolongements profonds.

C'est surtout dans les fosses nasales que siègent les tumeurs. Primitive, développée aux dépens de la muqueuse nasale, ou bien secondaire, consécutive à l'extension d'une tumeur des sinus maxillaires, la prolifération cancéreuse peut être localisée au plancher des fosses nasales, au pourtour des orifices des sinus maxillaires. Il est alors possible, pour l'opérateur, d'extirper toute la masse néoplasique par une résection double. Mais il faut toujours se souvenir qu'un examen rhinologique ne renseigne que sur des points macroscopiques, et ne peut montrer les prolongements des boyaux épithéliaux qui s'insinuent dans les tissus sains. De plus, l'examen clinique ne peut complètement renseigner sur l'étendue des lésions, et l'on a souvent des surprises, lors de l'opération, en se trouvant en présence d'une prolifération telle que d'ores et déjà on puisse prévoir la récidive.

Des bourgeons passés inaperçus à l'examen clinique seront découverts pendant l'intervention dans les sinus du frontal ou du sphénoïde ; l'éthmoïde, le canal nasal peuvent aussi être envahis. Aussi, en présence d'une tumeur même d'apparence limitée, le chirurgien a le devoir de songer à ces surprises, à ces complications possibles. Sans néanmoins se laisser décourager par des suites opératoires un peu sombres, il doit se demander s'il a le droit de faire subir au patient une opération aussi grave pour ne lui assurer qu'une survie de quelques mois.

Certains opérateurs, poursuivant aussi loin que possible le cancer dans ses dernières limites, ont fait des extirpations osseuses très étendues. Outre la résection des deux maxillaires supérieurs, les sinus frontaux, les cellules ethmoïdales ont été trépanées et en parties extirpées.

Le vomer, les os malaires, les os propres du nez, le nez lui-même,, une partie de la peau des joues ont dû être sacrifiés. Témoin le malade de Simon (de Heidelberg), qui avait sa moustache sous les yeux, qui faisait une saillie hideuse, et point de barbe au menton : « Des troubles dans la statique oculaire l'empêchèrent de reprendre son métier, pourtant peu délicat, de charron. La parole resta à peu près incompréhensible. . Un nez de papier permit au malade de fréquenter ses semblables sans être un objet de répulsion : sans ce nez (ainsi que l'indique une figure saisissante de l'auteur), il avait un visage blafard qui, de profil surtout, ressemblait à une tête de mort ! Surtout après l'opération, la peau était flasque, enfouie profondément. La défiguration du malade fut considérable à cause des ablations osseuses et cutanées, ces dernières ayant nécessité la taille de lambeaux plastiques qui étaient loin d'être esthétiques. (Braun.)

Ce malade mourut de récidive, sept mois après cette énorme opération.

Il est donc évident que la résection des deux maxillaires supérieurs ne doit être tentée que lorsque l'examen clinique fait prévoir une tumeur à prolongements peu étendus. Dans ce cas seulement l'opération sera profitable au malade, car, de par cette large excision, on sera en droit d'espérer une guérison radicale. Sinon, la clinique est là pour montrer la rapidité de la récidive. L'opération n'aura donné qu'une survie de quelques mois, au prix de quels sacrifices ! Aussi, devra-t-on s'adresser aux opérations palliatives pour soulager un malheureux fatalement voué à la mort.

Ajoutons à cela l'âge avancé du sujet, l'âge du cancer, la cachexie apportée par le néoplasme et par l'alimentation rendue défectueuse du malade, l'envahissement ganglionnaire, et l'on comprend pourquoi peu nombreuses sont actuellement les observations de résection des deux maxillaires supérieurs.

RÉSULTATS

Comme dans toute intervention, les suites opératoires sont intimement liées à la nature de la lésion, à l'âge et à l'état général du sujet.

Les guérisons opératoires sont de règle, car les malades sont la plupart du temps encore assez résistants. Braun, dans sa statistique, qui comporte seize cas de résection bilatérale pour tumeurs, ne note que quatre morts : deux étaient dues au choc opératoire (Maisonneuve, 1850; J.-F. Heyfelder, 1859), une à la pyohémie (Podrazki, 1869), la dernière à une apoplexie cérébrale (Dieffenbach, 1848). Notre statistique comporte quarante-trois cas, dont six morts.

En réalité, onne peut rien dire d'exact sur ce point, car les cas malheureux ne sont pas d'habitude publiés, surtout si l'obitus survient de suite après l'intervention.

Bien moins nombreuses sont les résections pour nécrose (sept), et cependant nous relevons deux morts : une due à une pneumonie avec érysipèle(Billroth, 1861), l'autre (Czerny, 1870) due à une thrombose du sinus latéral.

En outre, si les os de la base du crâne sont intéressés dans l'opération, l'ethmoïde en particulier (Simon), il peut se produire une complication cérébrale ou méningée qui peut emmener le malade. Si à ce moment on observe sur les téguments une repullulation néoplasique, on met tout sur le compte de la récidive.

Néanmoins, on peut dire que les suites opératoires sont bonnes : l'intervention ne met pas les patients dans un état de schock tel que l'on puisse craindre pour les jours de l'opéré.

Mais, il n'en est pas de même pour les suites éloignées. Malgré tous les sacrifices qu'on a pu faire durant l'opération, la récidive est de règle dans le cas de tumeurs malignes. Notre tableau statistique est là pour le prouver. Le néoplasme, fatalement, repullule et se reproduit, à tel point que l'on est en droit de se demander si, dans les cas où la récidive ne s'est pas reproduite, on ne se trouvait pas en présence d'une tumeur d'une autre nature. Nombreuses ont été, en effet, les erreurs de diagnostic sur les tumeurs de la face. Ne serait-ce pas, en particulier, des tumeurs parasitaires, des lésions d'actinomycose, que l'on ne connaît réellement bien que depuis ces dernières années, depuis les publications de M. le professeur Poncet et de M. le professeur agrégé Bérard ?

Notre tableau statistique, si l'on ne considère que les cas où l'on a suivi le malade, est réellement bien sombre. Partout la récidive emporte l'opéré au bout de quelques mois. Aussi, avant d'intervenir, faut-il bien considérer les limites de la tumeur et bien examiner si tout le néoplasme sera extirpé sans qu'aucun de ses prolongements puisse échapper au chirurgien.

A ce prix seulement l'intervention aura sa raison d'être. Les tumeurs du maxillaire supérieur sont de nature réellement trop maligne pour négliger ce détail. D. Mollière avait l'habitude de répéter : « En opérant les malades, vous les guérissez de leur cancroïde, mais vous ne les guérissez pas de ses conséquences. » La chirurgie du cancer est une des plus décevantes, aussi comprend-on la boutade de Verneuil : « Je suis las d'abattre du cancer. »

OBSERVATIONS

OBSERVATION I (inédite).

(Due à l'obligeance de M. le professeur agrégé Bérard.)

Jeanne M..., âgée de quarante-cinq ans, entre en janvier 1899 dans le service de M. le professeur Poncet, pour une affection de la cavité buccale qui aurait débuté depuis trois mois.

Dans les antécédents, rien à signaler, au moins en relation avec l'affection actuelle.

La malade portait un dentier du maxillaire supérieur depuis plusieurs années. Ce dentier, assez mal ajusté, aurait déterminé, dès le début, des pressions douloureuses dans la région des incisives et des canines. Il y a trois mois, elle l'avait quitté à cause des souffrances qu'il lui provoquait. A ce moment, elle constata au niveau du rebord gingival antérieur, dépourvu de dents, une petite ulcération qui s'agrandit de plus en plus, et s'accompagnait de petites hémorragies. En même temps que la lésion s'agrandissait, la douleur devenait plus forte, irradiée au reste du maxillaire et aux joues, exacerbées par la pression, le contact des aliments, etc.

Quand elle se présenta à la clinique de M. le professeur Poncet, on constata qu'il s'agissait d'un épithélioma siégeant sur le rebord gingival supérieur et intéressant les deux maxillaires jusqu'au niveau environ des prémolaires. La tumeur était partie de la gencive, sans doute par irritation prolongée par la pièce prothétique. Elle est bourgeonnante, saillante en avant, vers la lèvre, qui pourtant n'est pas adhérente. Elle a pris la voûte palatine dans sa moitié antérieure. En haut, elle a gagné les deux sinus maxillaires, qui sont obscurs à l'éclairage, et déterminé de ce fait des névralgies sous-orbitaires et dentaires très pénibles depuis quelques jours. A gauche, même, la tumeur doit avoir forcé ou fait éclater la paroi antérieure du sinus, car la peau à ce niveau est plus distendue, plus foncée et légèrement œdématiée. Il ne semble pas qu'il y ait de sinusite de l'antre d'Higmore surajoutée, ou du moins la malade n'a pas remarqué qu'elle eût mouché le matin du pus ou un liquide sanieux.

Petits ganglions sous-maxillaires sans caractères néoplasiques bien définis.

État général bon. Cependant la malade est amaigrie, du fait de la tumeur et aussi du fait de la gêne apportée dans l'alimentation. Jeune, assez résistante, elle accepte l'intervention qui lui est proposée et qui consistera dans la résection des deux maxillaires supérieurs.

Après antisepsie de la cavité buccale pendant quelques jours (solutions de chloral, d'acide borique, etc.), l'opération est faite par M. le professeur agrégé Bérard, assisté de M. Delore, chef de clinique.

Anesthésie au mélange de Billroth. Position de la malade à la Rose. Incision de Liston de chaque côté; mais les deux incisions se réunissent sous la sous-cloison sans section médiane verticale de la lèvre supérieure. Résection parostale poussée aussi loin que possible à la face externe des deux os; section à la scie des deux os malaires. Section des deux nasaux à la pince de Liston, et, comme les deux maxillaires doivent être extirpés simultanément, la section médiane de la voûte palatine de la résection unilatérale est remplacée par une section à la pince des os de la cloison nasale. A ce moment, aussi rapidement que possible, le débridement des parties molles par en bas est conplété. La lèvre supérieure et les deux joues sont abaissées par écartement comme une jugulaire, et, par cet orifice très suffisamment large, l'isolement des deux maxillaires, en arrière, est continué au bistouri à lame courte et forte; puis, chacun des maxillaires est saisi au moyen de daviers de Liston. Le davier gauche est confié à M. Delore, qui abaisse la mâchoire de ce côté, en même temps que M. Bérard abaisse la mâchoire de droite et sectionne les deux nerfs sous-orbitaires.

La quantité de sang qui s'écoule alors n'est pas très considérable; d'ailleurs la malade est dans la position de Rose, et M. Delore a tout le temps de pratiquer un tamponnement du fond de la plaie qui arrête comme d'ordinaire l'hémorragie.

Pas d'autres détails opératoires à signaler, que la dissection attentive de la joue gauche vers la partie inférieure à cause de la présence à ce niveau de bourgeons néoplasiques qui ont commencé à envahir les parties molles.

Tamponnement. Sutures. Lavages réguliers.

Tamponnement enlevé au bout de trois jours.

La malade a eu trois mois de guérison apparente sans douleurs. Au bout de ce temps apparaît un bourgeon à gauche, au-dessous de l'orbite et à l'intérieur de la bouche, qui augmente, envahit les fosses nasales et le fond de la cavité de cicatrice rendant toute nouvelle intervention illusoire. Elle s'alimente comme elle peut pendant deux mois.

Au bout de sept mois, mort.

OBSERVATION II (inédite)

(Due à l'obligeance de M. Delore, chef de clinique chirurgicale.)

Antoine L..., âgé de quarante-huit ans, cultivateur, entre le 5 décembre 1899 dans la clinique de M. le professeur Poncet, pour une tumeur du maxillaire supérieur.

Rien à noter dans les antécédents personnels ou héréditaires.

Depuis trois mois, le malade qui, depuis quelques jours, souffrait au niveau de ses incisives supérieures, se fit arracher une de celles-ci au moyen de tenailles. Il en résulta une fracture du bord alvéolaire et une déchirure extrême des tissus. Au lieu de se cicatriser, la plaie peu à peu s'agrandit. Les douleurs devinrent de plus en plus fortes. En même temps le malade perdait ses forces, s'amaigrissait et, peu à peu, se cachectisait.

Lors de l'entrée du malade à l'hôpital, on constate un épithélioma étendu depuis le rebord gingival jusqu'au voile du palais, mais celui-ci ne paraît pas atteint. La tumeur dépasse la ligne médiane et empiète de 2 centimètres au moins sur l'autre côté de la voûte palatine. Les fosses nasales, l'orbite sont complètement indemnes ainsi que la langue et le plancher de la bouche.

Les douleurs spontanées ne sont pas très vives; ce sont surtout les mouvements qui provoquent les souffrances. Les régions innervées par le trijumeau sont indolores; mais la mastication, la parole, la succion sont extrêmement douloureuses, parfois même impossibles.

Enfin on note la présence de ganglions sous-maxillaires des deux côtés.

En présence de cette tumeur, assez bien limitée, M. Delore propose une intervention qui est acceptée.

Anesthésie. Position du malade à la Rose.

M. Delore pratique du côté gauche l'incision de Liston, puis arrivé au niveau de la sous-cloison, il n'incise pas verticalement de haut en bas la lèvre supérieure, mais contourne la narine du côté droit et remonte le long du nez jusqu'au niveau de la moitié de cet organe. C'est donc l'incision double de Liston pour la résection double, mais incomplète.

Résection parostale des parties molles, mais moins étendue à droite qu'à gauche. Section à la chaîne de l'os malaire gauche, section complète de la voûte palatine depuis l'extrémité gauche jusqu'aux deux dernières molaires droites que l'on conserve. On extirpe de cette manière tout le maxillaire gauche et le maxillaire droit, sauf la portion supportant les deux dernières molaires et le plancher de l'orbite.

Sutures. Tamponnement. Pansement.

Les suites opératoires furent bonnes. Mais au bout de quatre jours, le malade voulut enlever son pansement, il s'infecta, et fut enlevé par un érysipèle au bout de dix jours.

RÉSECTIONS DOUBLES DES DEUX MAXILLAIRES SUPÉRIEURS

I. — NÉOPLASMES

a) Complètes.

OPÉRATEURS	DATES.	SEXE AGE	NATURE DU NÉOPLASME	OS ENLEVÉS	RÉSULTATS OPÉRATOIRES	SUITES ÉLOIGNÉES
J.-F. Heyfelder.	13 juin 1844	H. 23	Sarcome médullaire	2 maxillaires.	Guérison.	Récidive 7 mois après. Mort 15 mois après.
Dieffenbach.	1848	H. 55	Ostéosarcom	Id.	Mort d'apoplexie 15 j. après	
J.-F. Heyfelder.	1850	H. 53	Sarc. médull.	Id.	Guérison.	Mort 22 mois après, de récidive.
Maisonneuve.	Août 1850	H. 60	Carcinome.	Id.	Mort de schock.	
Maisonneuve.	1850	F. jeune	Ostéosarcom	Id.	Guérison.	Inconnues.
J.-F. Heyfelder.	13 octob. 1852	H. 21	Carcinome.	Id.	Id.	Revu 1 an après, sans récidive
Langenbeck.	1853	F. 19	Carc. médull.	Id.	Id.	
J.-F. Heyfelder.	1859	H. 40	Sarc. médull.	Id.	Mort 40 heures après l'opération.	
Parise.	1859			Id.		Inconnues.
Lane.	1860	H. 48	Sarc. album.	2 max. Palatins. Vomer. Ethmoïde.	Guérison.	Le 16 mars 1869, la tumeur, qui n'avait pas été enlevée complètement, n'avait pas augmenté.
Ried.	1861	H. 50	Sarc. mélan.	2 maxillaires.	Id.	Mort 9 mois après, de généralis. ganglionn.
Rogers.	1864	H.	Epithélioma.	Id.	Id.	Récidive.
Podraszki.	1869	H. 49	Ostéome.	2 maxillaires. Zygoma gauche.	Mort de pyohémie 40 jours après.	
Dobson.	1873	H. 52	Epithélioma.	2 maxillaires.	Guérison.	Inconnues.
Simon.	Mars 1875	H. 44	Epithélioma.	2 maxill. Ethmoïde. 2 zygomas.	Id.	Mort de récidive 7 moi après.
Simon.	Mai 1875	H. 53	Sarcome embryonnaire.	2 maxillaires.	Id.	Mort de récidive 3 moi après.
Sklifasowsky.	1875	H.	Epithélioma.	Id.	Id.	Inconnues.
Bellamy.	1884	H.	Sarcome.	Id.	Id.	Id.
Servais.	1887	F. jeune	Ostéosarcom.	Id.	Id.	Id.
Lange.	1890	H.	Sarcome.	2 max. avec ligature préliminaire des deux carotides externes.	Id.	Id.
Lange.	1890	H. 40	Epithélioma.	2 maxillaires.	Id.	Id.
Bernays.	1896	H.	Sarcome.	2 max. Malaire. Ethmoïde. Vomer.	Id.	Mort de récidive.
Helferich.	1896		Epithélioma.	2 maxillaires.	Id.	Inconnues.
Helferich.	1896		Sarcome.	Id.	Id.	Id.
Bérard et Delore.	1899	F. 45	Epithélioma.	Id.	Id.	Réc. au bout de 3 mois. Mort au bout de 7 mois.

b) Incomplètes.

OPÉRATEURS	DATES.	SEXE AGE	NATURE DU NÉOPLASME	OS ENLEVÉS	RÉSULTATS OPÉRATOIRES	SUITES ÉLOIGNÉES
O'Saughnessy.	1837	H. 21	Ostéosarcom.	Maxil. et malaire G. Moitié du max. D.	Guérison.	Inconnues.
Morel-Lavallée.	1849		Cancer.	1 maxill. en entier. Moitié de l'autre.	Id.	Id.
Esmarch.	1855	H. 54	Carcin. méd.	2 opérat. successives.	Id.	Id.
Langenbeck.	1857	H. 12	Ostéosarcom.	Max. D. et max. G., sauf à G. les 3 dern. mol.	Id.	Id.
Langenbeck.	1867	F. 16	Sarcome fusiforme.	Max. D., sauf plancher orbitaire. Max. G., sauf 2 dern. molaires.	Id.	Id.
Tillaux.	1868	H 29	Enchondrom.	Res. part. des 2 os.	Id.	Id.
Heydenreich.	1879			Tout le max. D. et les 2/3 du max. G.	Id.	Id.
Combalat.	1881	F. 25	Epithélioma.	Resect. partielle.	Id.	Id.
Jeannel.	1886	H.	Sarcome.	Resect. des 3/4 des 2 mâch. supérieures.	Id.	Récidive.
Servais.	1887	H. 9	Ostéosarcom	Resect. partielle.	Id.	Inconnues.
Delore.	1899	H 48	Epithélioma.		Mort au bout de 10 j. d'érysipèle.	

II. — LÉSIONS INFLAMMATOIRES

Nécrose.

OPÉRATEURS	DATES.	SEXE AGE	NATURE DU NÉOPLASME	OS ENLEVÉS	RÉSULTATS OPÉRATOIRES	SUITES ÉLOIGNÉES
Maisonneuve.	1849	F. 20	Nécrose.	Resect. atypique.	Guérison.	Guérison.
Tunken.	1850	F.	Id.	Id.	Id.	Inconnues.
Billroth.	1861	H.	Id.	Id.	Id.	Mort en 1862 d'un abcès du cerv., suite d'érys.
Verneuil.	1862	F. 25	Id.	Max. G. et partie du D.	Id.	Guérison.
Dumreicher.	1865	H. 35	Id.	Resect. atypique.	Mort 9 jours après, de pneum. et d'érysip.	
Czerny.	1870	H. 40	Id.	Id.	Guérison.	Mort de thrombose d sinus latéral.
Carrobers.	1873	H. 35	Id.	Id.	Id.	Inconnues.

CONCLUSIONS

I. La résection simultanée des deux maxillaires supérieurs est une opération rare. Nous n'en avons colligé que quarante-trois observations.

II. Elle est indiquée dans le cas de nécrose. Elle n'est pas grave dans ces cas, de pratique assez facile, sous-périostée : sept observations.

III. Dans le cas de tumeurs de malignité relative (certains sarcomes, ou épithéliome de la muqueuse gingivale), sans ganglions volumineux ni généralisation, il faut encore tenter la résection si la tumeur semble limitée aux maxillaires et n'a pas envahi les parties molles voisines : quatre opérations, trois guérisons.

IV. Pour les tumeurs malignes à marche rapide (épithéliomas térébrants, sarcomes globo-cellulaires), la pratique de l'opération n'est pas difficile ; mais, dans ces cas, on soumet à un traumatisme considérable des gens débilités, chez qui la survie n'est jamais très prolongée ; et, pour ces cas, les indications sont beaucoup plus restreintes et devront être discutées d'après les limites de la tumeur, l'envahissement ganglionnaire, la cachexie, etc.

V. La durée moyenne des survies est de trois à vingt-deux mois.

VI. Dans ces résections pour nécrose, la prothèse immédiate ou secondaire peut rendre des services.

Pour les tumeurs, la prothèse, de l'avis de M. le professeur Poncet, doit être rejetée, de peur d'irritations par la pièce prothétique sur les bourgeons charnus de la plaie, ce qui favoriserait la récidive.

BIBLIOGRAPHIE

ALBERT, Traité de chirurgie clinique et de méd. op., trad. Broca, t. I, p. 375.

ARNAL, thèse de Paris 1880.

ASHURST JOHN, Encyclopédie intern. de chir., t. IV, p. 675.

BELLAMY, cité par Heath, maladies des mâchoires, 1883.

BÉRARD et DELORE, Mémoire inédit.

BERNAYS, Med. Record, 28 mars 1896.

BERTHIER, thèse de Montpellier, 1872.

BILLROTH, Nécrose phosph. du max. supérieur (Clin. chirurgie., Zurich, 1865).

BRAUN, Mémoire sur la résection totale des deux maxillaires (Arch. de Langenbeck, t. XIX, p. 728, 1876).

BRIGHAM (de San-Francisco), Surgical cases with illustrations, 1876.

BROCA, Rapport sur les travaux de Heyfelder (Société de chirurgie, séance du 30 mars 1853).

BRYANT, On excision of the superior maxilla (Annals of surgery, mai 1890).

CARRODERS, Il Raccoglitore medico, n° 8, 1873.

CARTIER, thèse de Lyon, 1879.

CHALOT, Traité de chirurgie et de méd. op., 2ᵉ éd., 1898.

CHAUVEL, Précis d'opérations de chirurgie, 2ᵉ éd., p. 433, 1883.

COMBALAT, Rapport fait par M. Polaillon (Société de chirurgie, séance du 21 décembre 1881).

DESPRÉS, Dict. de méd. et de chir. pratiques. Art. Mâchoires.

DIDAY, des Maladies des os de la face et des opérations qu'elles peuvent nécessiter (th. d'agrég., Paris, 1839).

DIEFFENBACH, Operativ. chir., B. II, s. 46.

DOBSON, British med. Journ., 11 octobre 1876.

DUMREICHER, Ueber Kieferresection wegen Phosphornecrose (Wiener med. Wochenblatt, s. 92, 1865).

ESMARCH, Briefliche Mittheilung.

ESTLANDER, Revue clinique des sarcomes du maxillaire supérieur, traduit du suédois par L. Thomas (Rev. de médecine et de chirurgie, t. III, p. 380, 1879).

FARABEUF, Médecine opératoire.

GUYON, Dict. des sciences médicales Dechambre. Art. Maxillaires.

HEATH, Enclyclopédie internat. de chir., t. V, p. 553.

— Maladies des mâchoires, p. 297-301.

HELFERICH, cité par Schulz, th. de Greiswald, 1896-97.

HEYDENREICH, Mém. de la soc. de méd. de Nancy, p. 17, 1879-1880.

— Traité de chirurgie Duplay et Reclus, 2e éd., t. IV, p. 866.

J.-F. HEYFELDER, Traité des résections, Wien, 1858.

— Lehrbuch der Resectionen, Wien, 1862.

— Résection totale des deux maxillaires supérieurs (Gazette des hôpitaux, 18 nov. 1851, n° 133, p. 533).

— Mémoire sur la résection simultanée des deux maxillaires supérieurs, Stuttgard, 1850.

O. HEYFELDER, Traité des résections, trad. Eug. Bœckel, p. 273, 1863.

JEANNEL, Rapport fait par M. Berger à la Société de chirurgie, (séance du 21 juillet 1886).

KIRMISSON, Société de chirurgie, séance du 31 octobre 1883.

— Rapport fait par M. Berger à la Société de chirurgie, séance du 6 mai 1885.

KOCHER, Chirurgie opératoire, p. 77, 1894.

— Traité de médecine opératoire, 1898.

KOENIG, Traité de pathologie spéciale, t. I, p. 431, 1888.

LANE, cité par Heath, Maladies des mâchoires.

— The Lancet, 25 janvier 1862.

LANGE, New-York surg. soc., 26 novembre 1890.

LANGENBECK, Ebend., p. 204, 1853.

— cité par Lucke, Arch. f. klin. Chir., t. III, p. 201.

LECHAUX, Sarcomes du maxillaire supérieur. Etude clinique et traitement. Th., Paris, 1899.

LISTON, Résection des deux maxillaires supérieurs, Lancet, novembre 1836.

LIZARS, System of anatomical Plates, 1826, cité par Heath, Maladies des mâchoires.

— Lancet, 1829, 1830.

— Anleit. z. prackt. Chir. a. d. Engl., Leipzig, 1840.

LOBKER KARL, Médecine opératoire, trad. Hanquet, p. 233.

LUCKE, Arch. f. klin. Chir., t. III, p. 201.

LUND EDWARD, Lancet, 7 avril 1883.

MAISONNEUVE, Cliniques chirurgicales, I, p. 573 à 577.

— Société de chirurgie, séance du 14 août 1850.

— Société de chirurgie, séance du 26 février 1851.

— Gazette des hôpitaux, 1850, n°s 97-100, p. 410.

— Gazette des hôpitaux, 1851, p. 115.

MALGAIGNE, Traité de médecine opératoire, I, 475, éd. de 1888.

GÉRARD MARCHANT et HERBET, Résection du ganglion de Gasser, Revue de chirurgie, p. 302, 1897.

MARTIN, Prothèse immédiate dans la résection des maxillaires, th. de Lyon, 1889.

MICHAUX, Bull. de l'Acad. royale de méd. de Belgique, t. XII, 1852-53.

MOLLIÈRE, Clinique chirurgicale, p. 158.

MOREL-LAVALLÉE, Soc. de chir., séance du 14 mars 1849 et séance du 14 août 1850.

MORESTIN, Traité de chir., Le Dentu et Delbet, t. V, p. 789.

MOSELIG MOORHOF, Handbuch der chirurgischen Technick.

O'SHAUGHNESSY, On diseases of the Jaws, with their surgical Anatomy, Calcutta, 1844. Cité par Berger, Soc. de chir., séance du 6 mai 1885.

OLLIER, Traité des résections, t. III, 1893.

PARISE, Académie de médecine, 1859.

PODRASKY, Resection beider Oberkieferknochen wegen eines Osteoms (Œsterr. Zeitsch. für prakt. Heilkunde, nº 1 et suiv., janvier 1873.

POLLOSSON (MAURICE), Médecine opératoire.

PRINCE, Saint-Louis, Med. and. surg. journ., février 1883.

RIED, Die Resectionen der Knochen, Nurnberg, p. 139, 1847.

RIESE, Ligature temporaire des gros vaisseaux sanguins et en particulier de la carotide, comme temps préalable à la résection du maxillaire supérieur (Deutsche med. Woschensch., nº 5, p. 67, 1896).

ROGERS, New-York surg. soc., 1864.

ROSE, Arch. f. klin. Chir., t. XVII, p. 454, 1874.

SCHULZ, th. de Greiswald, 1896-97.

SERVAIS, Deux Cas de résection double du maxillaire supérieur (Semaine méd., p. 64, 1887).

— Société de médecine, séance du 14 février 1887.

SKLIFESSWOKY, Ann. de la Soc. de chir. de Moscou, nº 1, 1875.

TERRIER, GUILLEMAIN et MALHERBE, Chirurgie de la face, p. 14, 1897.

TILLAUX, Résect. part. des deux max. supérieurs pour enchondrome à marche rapide (Bull. de thérapeutique, p. 471-472, 30 mai 1868).

— Soc. de chir., séance du 22 avril 1868.

TRASSAGNAC, thèse de Lyon 1895.

TRENDELENBURG, The med. Times and Gazette, mai 1872.

TUNGKEN, Deutsch. klin. Woch., p. 48, 1850.

VELPEAU, Médecine opérat., 2ᵉ éd., t. II, p. 628, 1839.

VERNEUIL, Arch. génér. de méd., t. II, p. 386, 1870.

— Société de chirurgie, 28 mai 1872.

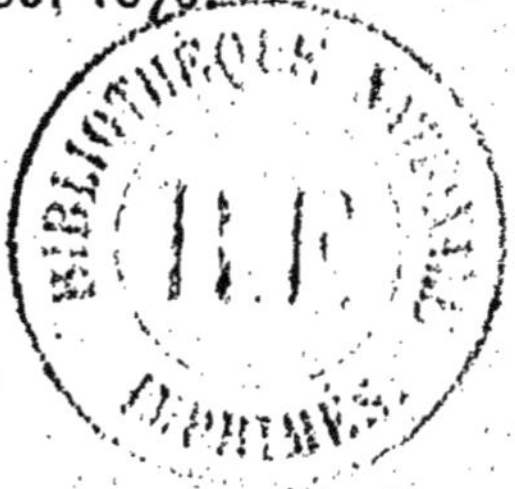

Lyon. — Imp. A. Rey, 4, rue Gentil. — 92301.

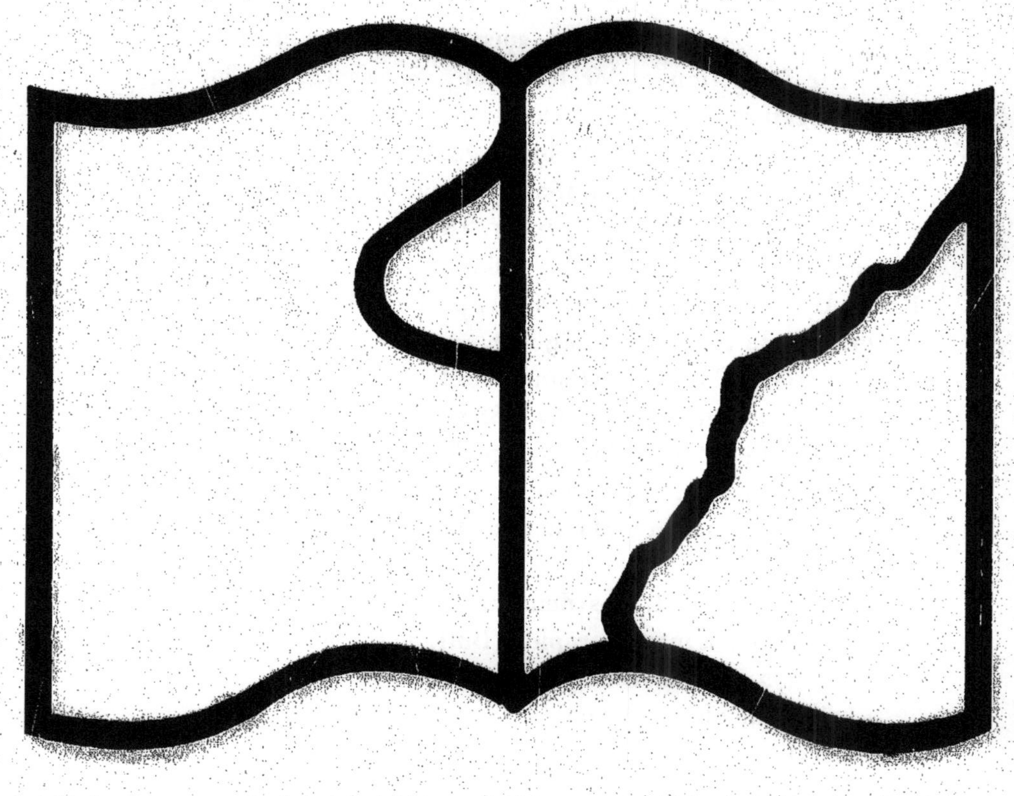

Texte détérioré — reliure défectueuse

NF Z 43-120-11

www.ingramcontent.com/pod-product-compliance
Ingram Content Group UK Ltd.
Pitfield, Milton Keynes, MK11 3LW, UK
UKHW020411230726
13925UKWH00004B/1362